Dierkesmann/Kaiser

Asthma, COPD, Lungenemphysem

Liebe Leserin, lieber Leser,

wenn es um die eigene Gesundheit geht, darf man nichts dem Zufall überlassen. »Für eine bessere Medizin und mehr Gesundheit im Leben«: So lautet das Qualitätsversprechen der Marke Thieme. Ärztlich Tätige, Pflegekräfte, Physiotherapeuten oder Hebammen – sie alle verlassen sich darauf, dass sie von Thieme, dem führenden Anbieter von medizinischen Fachinformationen und Services, die entscheidenden Informationen zur richtigen Zeit am richtigen Ort bekommen. So können sie die Menschen, die sich ihnen anvertrauen, bestmöglich unterstützen. Auch Sie können sich auf die TRIAS Ratgeber mit dem Thieme Qualitätssiegel verlassen! Diese Informationsangebote helfen Ihnen dabei, die richtigen Entscheidungen zu treffen, wenn es um Ihre Gesundheit geht, selbst daran mitzuwirken, gesund zu werden, sich gesund zu erhalten oder das Fortschreiten einer Erkrankung zu vermeiden. Mit einem TRIAS Titel aus dem Hause Thieme überlassen Sie Ihre Gesundheit nicht dem Zufall!

Ihr TRIAS Team

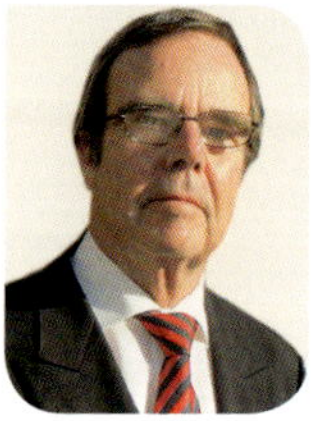

Prof. Dr. med. Rainer Dierkesmann war rund 30 Jahre lang Ärztlicher Direktor der Klinik Schillerhöhe in Stuttgart, die auf Pneumologie und Thoraxchirurgie spezialisiert ist. Er gilt als führender Experte auf seinem Gebiet und hat mit nahezu 1000 Veröffentlichungen und Vorträgen viel zur Erforschung und Behandlung von Atemwegserkrankungen beigetragen. Seine jahrzehntelange Erfahrung gibt Betroffenen Mut: »Ich habe oft erlebt, wie schnell sich Atembeschwerden durch regelmäßig angewendete Atemübungen verbessert haben.« Dierkesmann wurde mit der Albert-Schweitzer-Medaille wegen besonderer Verdienste in der Fortbildung geehrt.

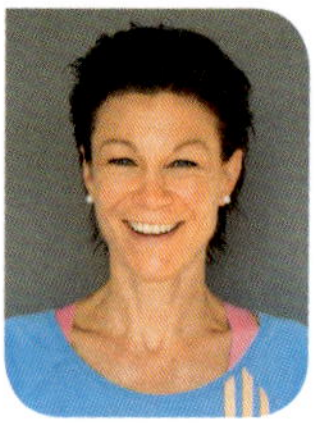

Sonja Kaiser ist Diplomsportpädagogin und hat die ambulante Lungensportgruppe der Klinik Schillerhöhe aufgebaut. Unter ihrer Federführung wurde die Sporttherapie als wichtigste, nicht medikamentöse Therapiesäule bei chronischen Lungenerkrankungen eingeführt. Heute arbeitet Sonja Kaiser als Sporttherapeutin in der ambulanten Rehabilitation für onkologische Patienten in der Krebsliga in Zürich. Sie lehrt außerdem in Winterthur in einer Berufsfachschule Gesundheitslehre, Ernährung und Sport und ist Referentin beim Schweizerischen Verband für Gesundheitssport und Sporttherapie (SVGS). Sie weiß: Mit den richtigen Atemtechniken und regelmäßigem körperlichem Training verringert sich die Atemnot und die Belastungsfähigkeit nimmt zu.

Prof. Dr. med. Rainer Dierkesmann
Sonja Kaiser

Asthma, COPD, Lungenemphysem

Einfach durchatmen: Gezielte Übungen für Bronchien und Lunge

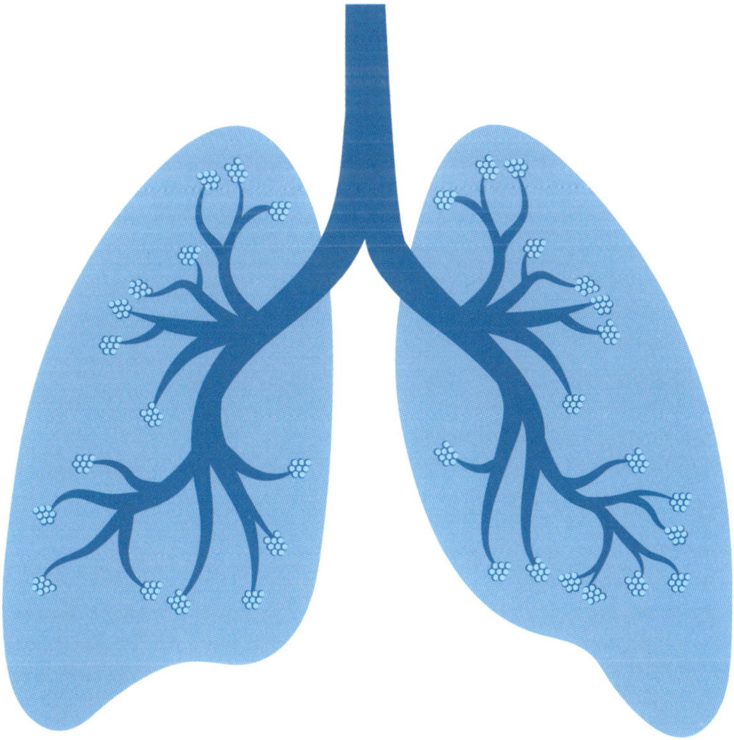

TRIAS

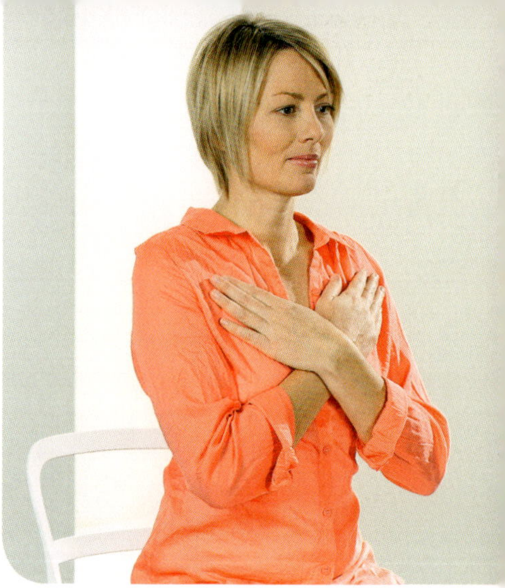

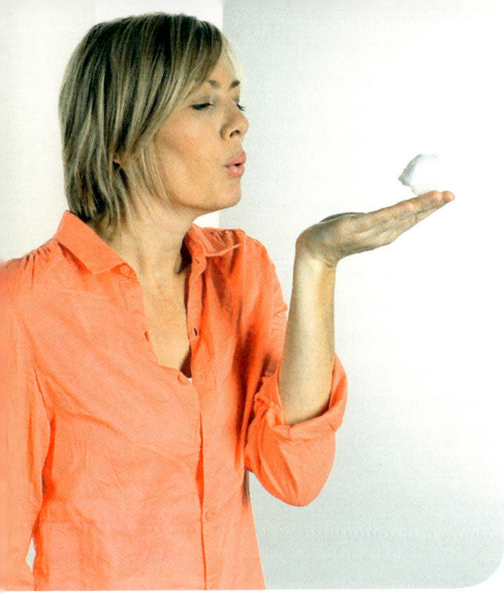

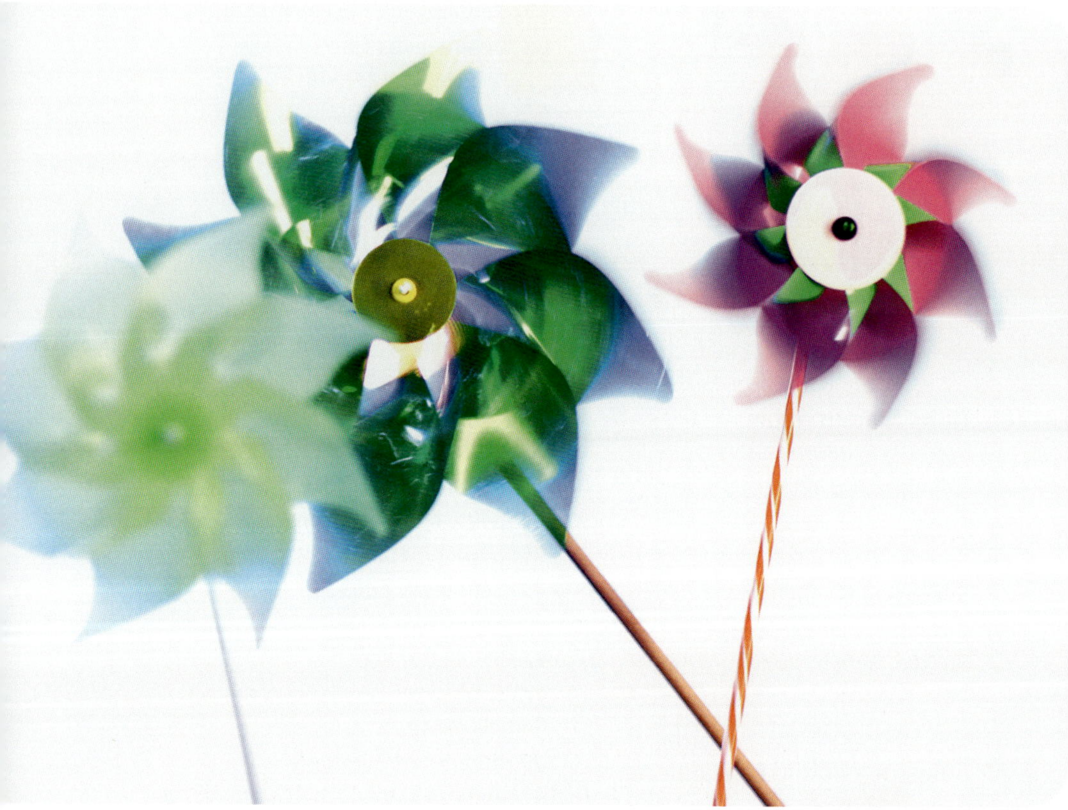

Liebe Leserin, lieber Leser

Asthma, die chronisch obstruktive Bronchitis und das Lungenemphysem sind die häufigsten chronischen Krankheiten der Atmungsorgane. Ein großer Teil der Bevölkerung hat aufgrund dieser Krankheiten unter Atemnot zu leiden.

In den letzten Jahren sind sehr große Fortschritte bei der Entwicklung wirksamer Medikamente zur Behandlung dieser Krankheiten erzielt worden, sodass insbesondere Asthma inzwischen recht gut behandelbar ist. Dennoch treten bei den genannten Krankheiten immer wieder Atembeschwerden auf. Viele Studien haben ergeben, dass neben der medikamentösen Therapie körperliches Training sowie ein Training der Atmung wichtig sind.

Das vorliegende Buch soll ein Ratgeber sein für Menschen, die sich bei solchen Beschwerden selbst helfen wollen. Auch ist das Buch für Angehörige zu empfehlen, um verstehen zu können, welche Auswirkungen die Krankheiten auf den Alltag haben, und wie sie Betroffenen helfen können. Wir legen in diesem Buch größten Wert auf eine gut verständliche praxisnahe Darstellung.

Prof. Dr. Dierkesmann
Internist und Pneumologe

Sonja Kaiser
Dipl.-Sportpädagogin,
Sporttherapeutin

In drei Schritten zum Ziel

Körperlich aktiv zu werden hilft enorm dabei, Beschwerden bei Atemwegserkrankungen zu lindern. Sie als Betroffener können vom folgenden Programm in vielerlei Hinsicht profitieren. Studien belegen immer wieder, wie wichtig körperliche Aktivität für die Betroffenen ist. Ziel des Buches ist deshalb, Ihnen als Betroffenen durch Selbsthilfemöglichkeiten bei der Behandlung ihrer Krankheit zu helfen. Wenn die Atmung durch eine Krankheit behindert wird, sinkt die Leistungsfähigkeit, da nicht mehr genügend Sauerstoff zur Energiegewinnung bereitgestellt werden kann. In einer solchen Situation kann man entweder versuchen, die Atmung zu verbessern oder – wenn dies nicht in ausreichendem Maße gelingt – die Arbeit der Muskeln, z. B. mit einem bestimmten Trainingsprogramm, zu ökonomisieren. Dabei sollte man bedenken, dass ja auch unsere Atmung mit Muskelarbeit funktioniert. Durch Training lässt sich der Wirkungsgrad der Muskulatur verbessern: Die Muskeln brauchen dann weniger Energie für die gleiche Leistung und Sie geraten nicht so schnell aus der Puste.

Im ersten Teil des Buches werden Sie detailliertes Hintergrundwissen rund um unsere Atemwege, unsere Lunge sowie die Erkrankungen Asthma und COPD erfahren. Zum einen erhalten Sie einen Einblick in den Aufbau und die Funktion unseres Atmungssystems und wie eine gesunde Lunge mitsamt den Atemwegen arbeitet. Zum anderen lernen Sie die Entstehung, die Defekte und Folgen der Krankheitsbilder Asthma und COPD kennen.

Der zweite Buchteil hilft Ihnen, dieses theoretische Wissen für die Selbsthilfetechniken aus den Bereichen der Atem- und Physiotherapie zu nutzen. Wir werden Ihnen die Techniken vorstellen, mit deren Hilfe Sie Ihre Beschwerden besser bewältigen und Ihren Alltag wieder aktiver gestalten können.

Im dritten Teil steht das körperliche Training im Mittelpunkt. Durch körperliches Training können Sie körperlichen Abbau verhindern und durch eine aktive Teilnahme am Leben die Lebensqualität wieder steigern. Durch die Steigerung der Leistungsfähigkeit und bessere Selbsteinschätzung werden Sie die Angst vor Atemnot verlieren und den Spaß an der Bewegung wiedergewinnen.

Durch dieses Programm lernen Sie, die Atemnot auch in akuten Situationen zu verringern. Sie werden wieder aktiver, können mehr unternehmen und fühlen sich sicherer und wohler.

Lassen Sie sich vom Therapeuten unterstützen. Das Buch kann eine Therapie unter fachlicher Anleitung nicht ersetzen, sondern lediglich ergänzen. Bei fortgeschrittenem Krankheitsbild oder wenn Sie ein Neuling auf dem Gebiet der Atem- und Sporttherapie sind, sollten Sie auf alle Fälle einen qualifizierten Therapeuten heranziehen. Erkundigen Sie sich in Ihrer näheren Umgebung nach Lungensportgruppen oder einer Physiotherapieeinrichtung mit Schwerpunkt Atemtherapie.

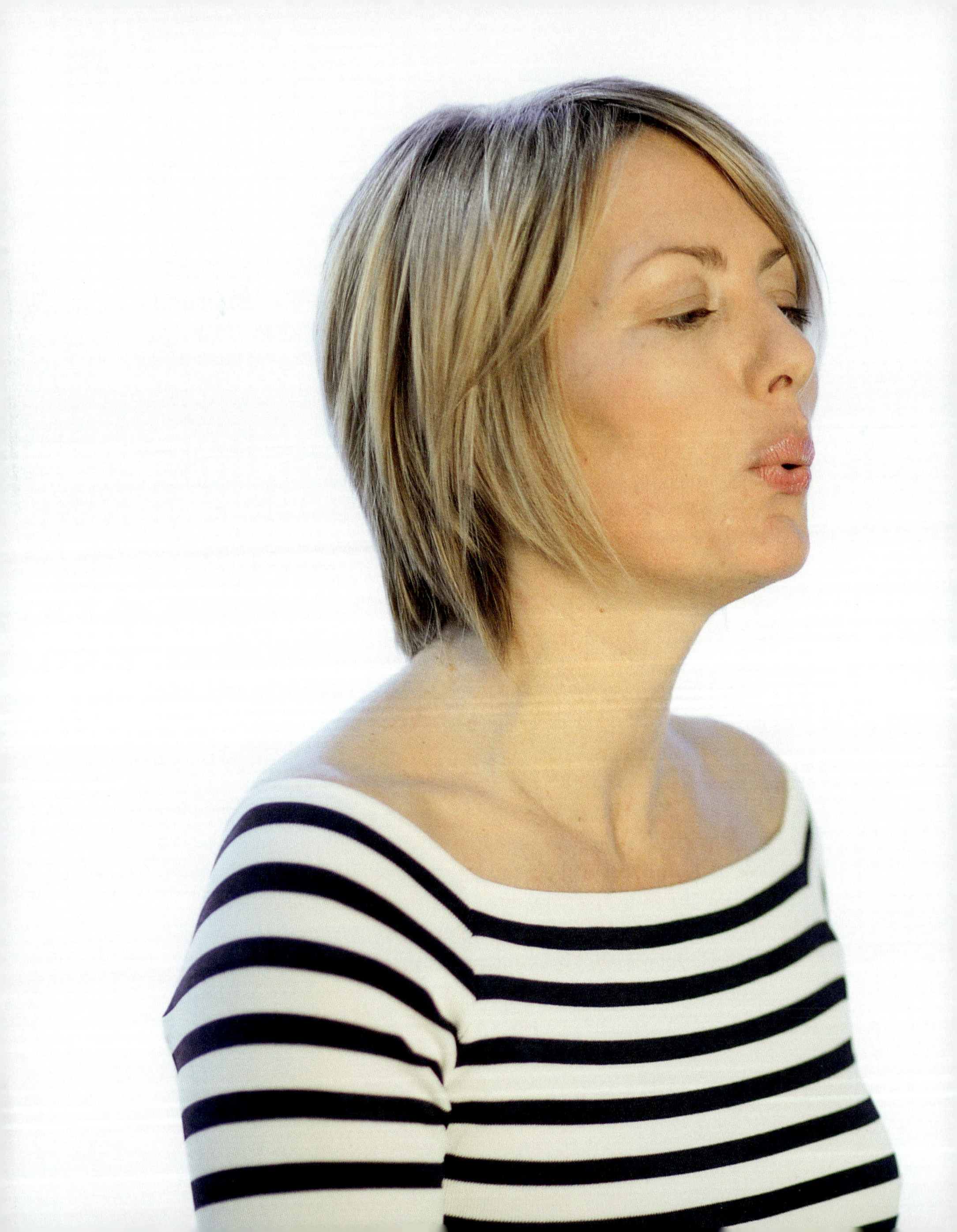

Atmung verstehen

Wie arbeitet unsere Lunge? Wie viel Luft braucht der Mensch? Was kann das Atmen behindern? In diesem Buchteil erfahren Sie es.

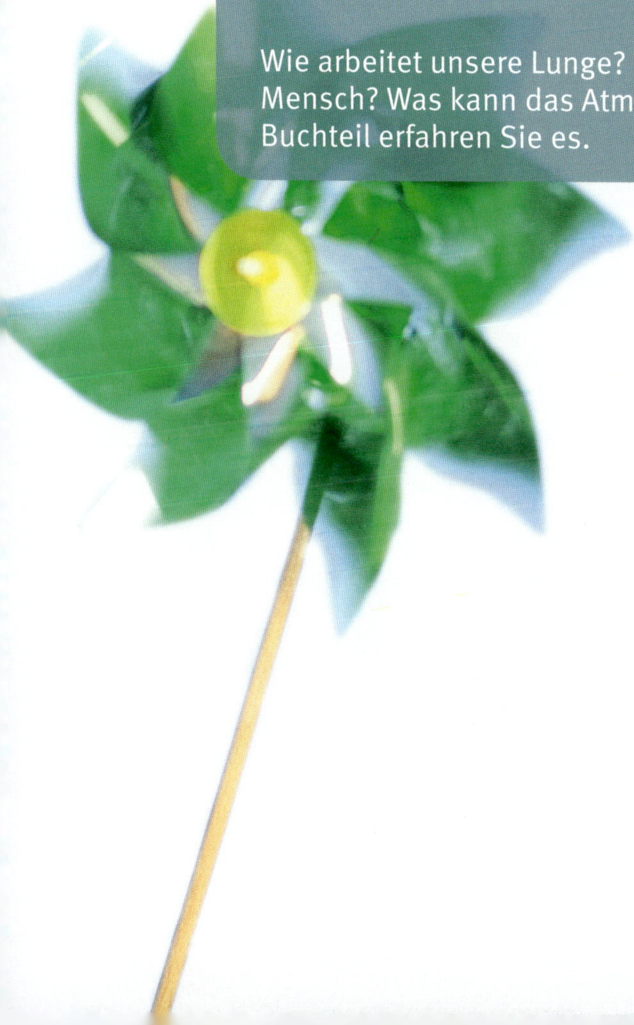

Die Aufgabe der Lunge

Um zu verstehen, warum die Atmung bei Asthma und COPD gestört ist, werfen wir einen Blick in die Lunge. So wird schnell klar, wie der Ein- und Ausatmungsprozess gestört werden kann.

Für körperliche Leistung (= Muskelarbeit) benötigen wir Energie. Diese Energie stellt unser Körper zur Verfügung, indem er – sehr vereinfacht auf den Punkt gebracht – unsere Energievorräte zusammen mit Sauerstoff »verbrennt«. Dabei entsteht Kohlendioxid, das über die Atmung wieder aus unserem Körper entfernt werden muss. Unsere Atmung hat also zwei Funktionen: Einerseits muss der Sauerstoff in unseren Körper hineingebracht werden, um v. a. alle Organe ausreichend zu versorgen, und andererseits muss das Kohlendioxid aus dem Körper herausgeschafft werden.

Unsere Lunge sorgt für diesen lebensnotwendigen Gasaustausch. Beim Einatmen wird sauerstoffreiche Luft über die Atemwege – d. h. über die Luftröhre und die Bronchien – zu den Lungenbläschen transportiert. Erst in den Lungenbläschen findet dann der eigentliche Gasaustausch statt, indem der in der Atemluft enthaltene Sauerstoff (O_2) in das Blut aufgenommen und dementsprechend das Kohlendioxid

(CO_2) aus dem Blut in die Lungenbläschen abgegeben und so nach draußen befördert wird.

Normalerweise hat der Mensch etwa 300 Millionen Lungenbläschen, die mit etwa 80 m^2 Oberfläche der Größe eines Tennisplatzes entsprechen. Diese sogenannte Gasaustauschfläche ist so groß angelegt, um auch bei maximaler Belastung der Lunge nicht an ihre Leistungsgrenze zu kommen. Die körperliche Belastbarkeit wird normalerweise also nicht durch die Lunge, sondern durch den Trainingszustand der Muskulatur und durch den Kreislauf begrenzt.

Wie arbeitet unsere Lunge?

Eigentlich arbeitet unsere Lunge selbst gar nicht; die Lunge lässt vielmehr arbeiten. Sie hat keine eigene Muskulatur, mit der sie die Luft einziehen könnte, sondern ist eingebettet in den Brustkorb, der durch die Rippen Stabilität bekommt. Da die Lunge direkt an der Innenseite der Brustwand anliegt, folgt sie allen Bewegungen des Brustkorbs. Wenn sich der Brustraum erweitert, erweitert sich auch die Lunge und zieht dadurch Luft in die Lunge hinein. Die Lunge folgt also passiv den Bewegungen des Brustkorbs und des Zwerchfells. Daher lassen sich lediglich die Muskulatur des Brustkorbs bzw. das Zwerchfell trainieren, die die eigentliche Arbeit beim Atmen verrichten; zusätzlich kann zur Erleichterung der Atemarbeit die Beweglichkeit des Brustkorbs optimiert werden; die Lunge selbst folgt nur passiv den Atembewegungen und kann nicht trainiert werden.

Die Muskeln

Für unsere Atmung sind zwei unterschiedliche Muskelsysteme zuständig. Sie werden bei der Einatmung gleichzeitig aktiv: Das Zwerchfell und die Brustkorbmuskulatur.

Das Zwerchfell: Der wichtigste Muskel für die Atmung ist das Zwerchfell. Das Zwerchfell trennt anatomisch den Brustraum vom Bauchraum. Wie ein Kolben tritt es bei der Einatmung tiefer und zieht Luft in den Brustraum ein. Gleichzeitig wird durch das Tiefertreten des Zwerchfells der Bauchinhalt nach unten gedrückt, wodurch sich der Bauch nach vorne und zur Seite wölbt (s. Abbildungen Seite 14).

Diese Wölbung des Bauches ist ein sichtbares und fühlbares Zeichen der Zwerchfellatmung, die deswegen auch als Bauchatmung bezeichnet wird. Voraussetzung für eine gute Zwerchfellfunktion ist, dass das Zwerchfell bei der Ausatmung immer wieder in die Ausgangsposition nach oben gebracht wird. Bei Erkrankungen der Atemwege (Seite 24) und beim Lungenemphysem kann sich die Lunge bei der Ausatmung nicht ausreichend entleeren; das Zwerchfell bleibt dadurch nach dem Ausatmen relativ weit unten im Bauchraum stehen. In solchen Fällen können sich die seitlichen Muskelstränge des Zwerchfells für die nachfolgende Einatmung nur sehr gering zusammenziehen. Das Resultat: Es kann nur relativ wenig Luft eingeatmet werden.

Das Zwerchfell verschiebt bei der Einatmung die Bauchorgane und die Lungenflügel weiten sich.

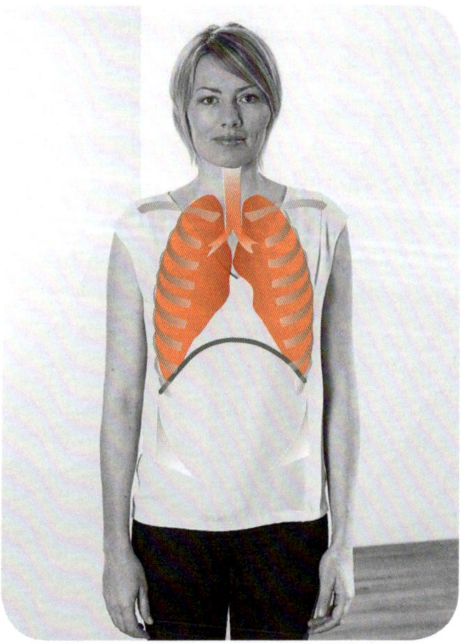

Bei der Ausatmung kehrt es dann wieder in die Ausgangslage zurück.

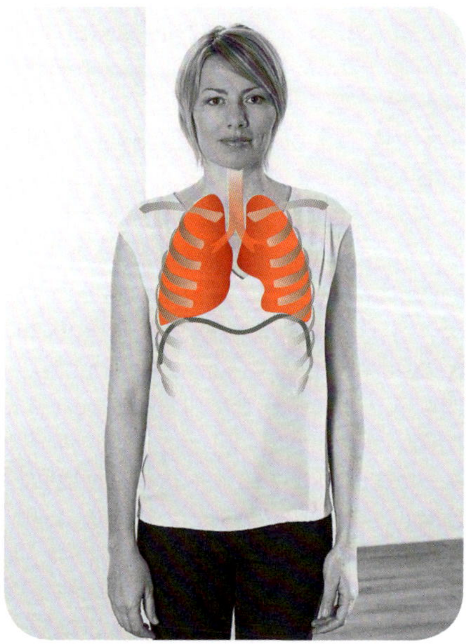

Eine gute Zwerchfellarbeit ist also nur möglich, wenn das Zwerchfell durch eine ausreichende Ausatmung in eine günstige Position gebracht wird. Das Zwerchfell als größter Einatmungsmuskel ist in der Lage, in Ruhesituationen für 60 % der Lungenfüllung zu sorgen. Das bedeutet: Die Zwerchfell- bzw. Bauchatmung ist so effektiv, dass sie in Ruhesituationen den Sauerstoffbedarf des Körpers ausreichend decken kann. Trotzdem sind viele Menschen nicht in der Lage, bei der Einatmung das Zwerchfell ausreichend zu aktivieren; sie atmen dann mehr mit der Atemhilfsmuskulatur, mit der sie bei jeder Einatmung den Schultergürtel heben. Wenn vor allem diese Atemhilfsmuskeln und weniger die Zwerchfellmuskulatur aktiviert werden, kann man diese Form der Atmung am Hochziehen der Schultern und an der geringen Bewegung des Bauches beobachten. Bei dieser oberflächlichen Atmung werden Muskeln aktiviert, die für die normale Ruheatmung eigentlich nicht benötigt werden – unnötige Energie wird verbraucht. Außerdem ist diese Form der Atmung bedeutend weniger wirksam als die Bauchatmung. Wir sollten sie also vermeiden und anstelle dessen die Zwerchfellatmung einsetzen. So führen wir unserem Körper viel Luft mit wenig Aufwand zu.

Die Brustkorbmuskulatur: Wir verfügen über mehrere Muskelgruppen, die dafür sorgen, dass sich der Brustkorb hebt. Durch die schräge Lage der Rippen weitet sich der Brustkorb, wenn die Rippen nach oben gezogen werden (s. Abbildung Seite 16). Die Atmung mithilfe dieser Brusterweiterung wird im Gegensatz zur Bauchatmung als Brustatmung bezeichnet. Die Brustatmung ist jedoch nicht sehr effektiv. Sie alleine würde nicht ausreichen, um uns mit genügend Sauerstoff zu versorgen. Kennen Sie das Gefühl, wenn Sie beispielsweise eine schwere Einkaufstasche tragen? Fällt Ihnen das Atmen dann plötzlich schwerer? Der Grund hierfür ist ganz einfach: Bei der Brustatmung hebt sich nicht nur der Brustkorb, sondern auch der Schultergürtel etwas an. Wenn Sie nun etwas Schweres tragen, müssen Sie beim Einatmen mit den Schultern zusätzlich das Gewicht Ihrer Einkäufe nach oben ziehen.

Die Atemhilfsmuskulatur: Zusätzlich zu der Bauch- (bzw. Zwerchfell-) und Brustatmung können noch weitere Muskelgruppen die Einatmung un-

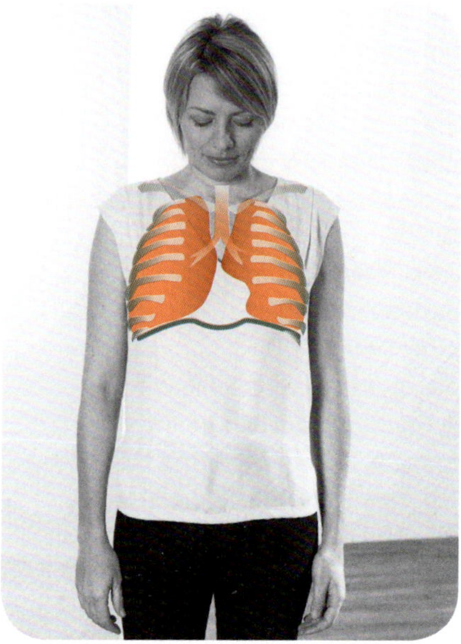

Bei der Brustatmung weitet und hebt sich der Brustkorb nach oben.

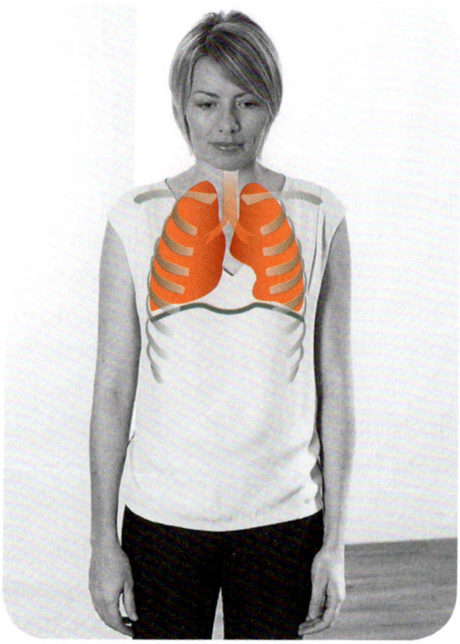

Beim Ausatmen sinken der Brustkorb und damit die Rippen wieder ab.

terstützen. Es sind Muskeln, die den Brustkorb anheben und am Hals bzw. Schultergürtel aufgehängt sind. Damit diese zum Einsatz kommen können, müssen Sie also den Schultergürtel stabilisieren. Das können Sie tun, indem Sie Ihre Arme aufstützen.

Die Effektivität dieser Muskeln ist allerdings noch geringer als bei der Brustatmung.

Ruheatmung: Der Vorgang der Ruheatmung ist vergleichbar mit dem Aufpusten eines Luftballons: Bei der Einatmung wird die Lunge wie ein Luftballon gedehnt und entleert sich dann in der nachfolgenden Ausatmung aufgrund der Vordehnung selbstständig und ohne zusätzlichen Kraftaufwand.

Kombinierte Atmung: Der Atemvorgang setzt sich aus einer kombinierten

Bauch-, Flanken- und Brustkorbatmung zusammen, wobei die Übergänge fließend sind. Die Lunge kann so effektiv und ökonomisch mit Luft gefüllt werden. Beim Einatmen arbeiten Zwerchfellmuskulatur und Brustkorbmuskulatur eng zusammen. Erst dadurch werden die Rippen geweitet und der Brustkorb angehoben. Man spricht dabei von Flanken- und Brustkorbatmung.

Wie viel Luft brauchen wir?

Die Lunge dient in erster Linie dazu, den Körper mit dem lebensnotwendigen Sauerstoff (O_2) zu versorgen. Wenn wir uns belasten – beispielsweise beim Treppensteigen – benötigen wir für die vermehrte Muskelarbeit mehr Sauerstoff als im Ruhezustand. Unser Körper muss also über einen Mechanismus verfügen, der sicherstellt, dass wir immer genau so viel atmen, wie Sauerstoff benötigt wird. Gefährlich wäre es, wenn wir z. B. beim Treppensteigen nicht genügend Sauerstoff aufnehmen und unser Körper diese Notsituation nicht durch Atemnot anzeigen könnte. Unser Körper regelt die Atmung vorwiegend über das Kohlendioxid (CO_2) im Blut. Kohlendioxid entsteht, wenn in unserem Körper Sauerstoff verbraucht wird. Das Kohlendioxid ist also das Abfallprodukt bei unseren körperlichen Aktivitäten: Wenn z. B. bei Belastung mehr Sauerstoff verbraucht wird, dann entsteht auch mehr Kohlendioxid. Wenn jetzt das Kohlendioxid im Blut ansteigt, meldet unser Körper der Lunge, dass die Atmung verstärkt werden muss, damit das Kohlendioxid aus dem

Atemnot ernst nehmen

Atemnot ist ein Alarmsymptom, das eine Unterversorgung mit Sauerstoff verhindern soll. Da aber die Steuerung der Atmung vorwiegend über das Kohlendioxid erfolgt, kann es bei Erkrankungen der Lunge durchaus vorkommen, dass wir zu wenig Sauerstoff bekommen, ohne diesen Mangel durch Atemnot zu bemerken. Bei ständiger Überlastung des Atemapparates scheint sich der Körper auch an erhöhte CO_2-Werte zu gewöhnen, ohne dass dies ständig zu Atemnot führt. Das Alarmsystem wird also teilweise abgeschaltet.

Körper herausgeschafft werden kann. Die Atmung verstärkt sich. Gleichzeitig bekommt der Körper durch die gesteigerte Atmung auch mehr Sauerstoff.

Bei starker Belastung bekommen auch Gesunde Atemnot. Das ist ganz normal: Sie zeigt an, dass unser Körper mit der erhöhten Anforderung durch die körperliche Belastung nicht zurechtkommt und die Atmung nicht ausreicht. Atemnot soll verhindern, dass wir uns über das erträgliche Maß hinaus belasten und dann evtl. durch einen Sauerstoffmangel zu Schaden kommen. Sie ist ein wichtiger Schutzmechanismus, auch wenn sie bei vielen Erkrankungen der Lunge häufig als sehr unangenehm empfunden wird.

Im Gegensatz zu der landläufigen Meinung führt Sauerstoffmangel meistens nicht zu Atemnot. Man muss hier klar unterscheiden: Atemnot ist zwar häufig ein Zeichen für Sauerstoffmangel, Sauerstoffmangel verursacht aber nicht immer Atemnot.

Keine Sorge: Der Sauerstoffmangel ist meistens sehr gering und deswegen nicht akut bedrohlich. Dennoch ist auch ein geringer Sauerstoffmangel auf Dauer schädlich. Er kann für all unsere Organe gefährlich werden, besonders wenn das Gehirn oder das Herz durch eine Arteriosklerose zusätzlich schlechter durchblutet sind.

Bewusst durch die Nase atmen

Der Körper besitzt in den Atemwegen eine eigene Klima- und Filteranlage, die in der Lage ist, die eingeatmeten Schadstoffe herauszufiltern. Bei »richtiger« Atmung wird die Luft durch die Nase eingeatmet, und hier bereits angefeuchtet, gereinigt und erwärmt. Der Luftstrom sollte, bevor er in sein Zielgebiet, die Lungenbläschen kommt, den Filterweg der Nase durchlaufen. Die Nase kann in ihrer Filterfunktion mehr als 90 % der Schadstoffe, wie beispielsweise Pollen, zurückhalten. Versuchen Sie deshalb, durch die Nase einzuatmen.

Das zweite Filtersystem neben der Nase sind die Bronchien. Die Bronchialwand besitzt eine schleimige Oberfläche, an der ein Großteil der Schadstoffe hängen bleibt und dann mit dem Schleim aus den Bronchien abtransportiert wird.

Allerdings können Schadstoffe, die an der Bronchialwand zurückbleiben, auch Schäden verursachen.

Die Nase ist nicht nur ein wirksamer Filter, sie wärmt die Atemluft auch vor und feuchtet sie an. So kann bei Asthma die Atemnot zunehmen, wenn die Luft nicht ausreichend vorgewärmt auf die Bronchien trifft. Die Atmung durch die Nase ist also gerade bei Asthma sehr wichtig.

Wenn Nasenpolypen die Nasenatmung behindern und zur Mundatmung zwingen, sollte man über eine operative Entfernung der Hindernisse nachdenken.

Wie entstehen Atemprobleme?

Atemprobleme können unterschiedliche Ursachen haben. Erkrankungen der Atemwege können genauso Auslöser sein wie körperliche Einschränkungen, die indirekt auf die Atemwege wirken. Die Atmung kann also entweder durch Erkrankungen der Lunge bzw. der Bronchien behindert sein und/oder durch Krankheiten, die ein Tiefertreten des Zwerchfells oder eine Ausdehnung bzw. Anhebung des Brustkorbs (Bauch- oder Brustatmung) behindern.

Gestörtes Ausatmen

Die häufigsten Erkrankungen der Lunge – Asthma und COPD (chronisch obstruktive Bronchitis und Lungenemphysem) – haben alle dasselbe Problem zur Folge: Die Ausatmung ist behindert!

Der Prozess der Ausatmung ist deswegen so störanfällig, weil die größeren Atemwege – die Luftröhre und die größeren Bronchien – bei der Ausatmung durch den Druck von außen komprimiert werden können. Das kann dazu führen, dass die Atemwege komplett zugedrückt werden und keine Luft mehr durchlassen. Die Atemwege werden durch die Dehnung der Lunge normalerweise offengehalten. Bei der Einatmung wird die Lunge weiter gedehnt und die Atemwege auseinandergezogen. Ganz anders bei der Ausatmung: Der Druck von außen bewirkt bei der Ausatmung, dass die Atemwege zusammengedrückt werden (s. Abbildungen Seite 21). Wenn nun dieser Druck größer ist als die Dehnkraft der Lunge, können die Atemwege so weit zusammengedrückt werden, dass kaum mehr

Luft hindurchgeht. Je mehr Muskelkraft man jetzt anwendet, um trotz dieser Einengung doch noch genügend Luft hindurchzudrücken, desto enger werden die Atemwege. Durch die Muskelkraft verbrauchen wir dann lediglich Energie, ohne einen Nutzen davon zu haben. Im Gegenteil: Wenn man mehr Energie verbraucht, muss man auch mehr atmen, was aber wegen der zunehmenden Behinderung bei der Ausatmung nicht klappt. Ein klassischer Teufelskreis entsteht.

Diese Behinderung der Ausatmung kann gesunde und kranke Menschen gleichermaßen betreffen und auch alle Säugetiere. Hauptsächlich in Angst- und Stresssituationen wird der Atem häufig oberflächlich und flach. Dadurch kommt es zu einem ähnlichen Phänomen: Die Luft wird nicht mehr komplett ausgeatmet, man »pumpt« sich regelrecht auf. Zu wenig frische Luft kann eingeatmet und zu wenig verbrauchte Luft ausgeatmet werden. Dies beeinflusst den pH-Wert des Blutes negativ: Mit der Ausatmung muss das angefallene Kohlendioxid aus dem Körper herausgeschafft werden, wodurch der pH-Wert im Blut, bzw. die Balance zwischen Wohlfühl- und Stresshormonen, reguliert wird. Wird zu wenig CO_2 ausgeatmet, können die Stresshormone nicht neutralisiert und die Wohlfühlhormone nicht angeregt werden. Das bedeutet für Sie – wie für jeden: Der Schwerpunkt muss auf die Ausatmung gelegt werden.

Bei bronchialen Erkrankungen sind die Atemwege, z. B. durch eine Entzündung, bereits enger, oder wenn der elastische Dehnungsdruck durch ein Lungenemphysem nachlässt, tritt diese Behinderung der Ausatmung bereits bei geringer Belastung auf und lässt dann eine verstärkte Atmung nicht mehr zu.

Wenn die Lunge an Elastizität verliert

Wie wir nun wissen, erfolgt die Ausatmung ohne aktive Muskelarbeit. Für die Ausatmung ist die Vordehnung der Lunge der entscheidende Faktor: Die Lunge wird bei der Einatmung besonders durch das Tiefertreten des Zwerchfells wie eine Feder gespannt und zieht sich dann aber bei der Ausatmung von selbst wieder zusammen. Wenn jetzt die Elastizität der Lunge nicht ausreicht – bildlich gesprochen, die Feder ausgeleiert ist – bleibt die Lunge wäh-

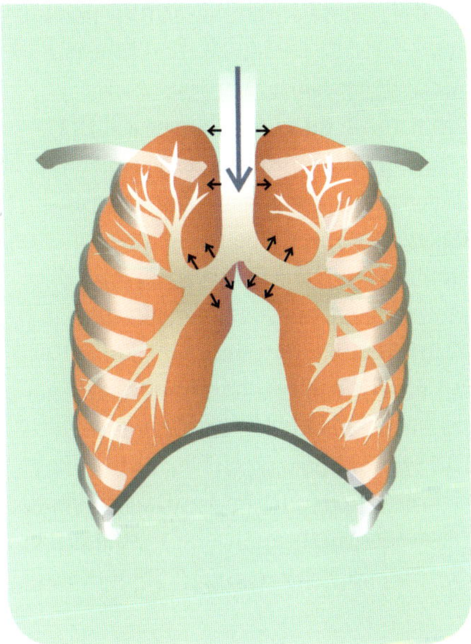

Bei der Einatmung strömt die Luft zwar ungehindert in die Lunge …

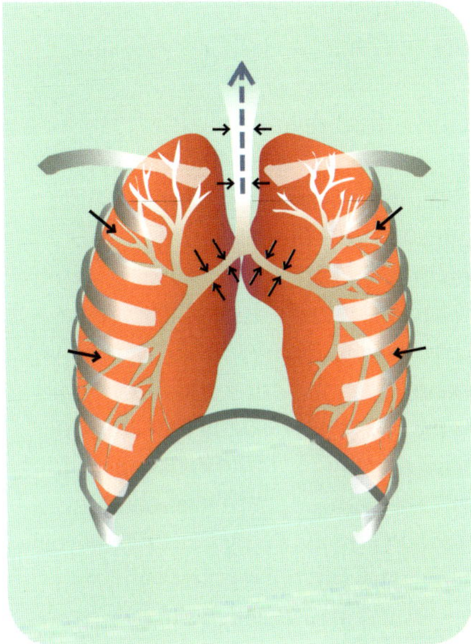

… kann aber bei Asthma oder COPD nur schwer und nur unvollständig ausströmen.

rend der Ausatmung auf halber Strecke stehen und kann das Zwerchfell nicht mehr in die günstige Position nach oben ziehen (s. Abbildungen oben). Wenn die Elastizität fehlt, werden auch die Atemwege bei der Ausatmung nicht mehr offen gehalten, was ebenfalls die Ausatmung erheblich beeinträchtigt. Die Folge ist, dass die Lunge überbläht bleibt, da man nicht mehr ausreichend Luft herausbekommt. Die Lunge kann sich nicht mehr vollständig zusammenziehen.

Schwache Wirbelsäule

Am besten kann die Luft in aufrechter Körperhaltung mit etwas zurückgezogenen Schultern eingeatmet werden. Auch Sänger lernen diese gerade

Körperhaltung, um ihre Atmung zu optimieren.

Eine aufrechte Körperhaltung ist aber bei einer zu starken Brustverkrümmung – wie z. B. bei der häufig angeborenen Kyphoskoliose – gar nicht möglich Auch bei ausgedehnter Kortisonbehandlung kann sich eine Osteoporose der Wirbelkörper entwickeln, die einen Zusammenbruch von Wirbelkörpern verursachen kann, der wiederum eine starke Brustverkrümmung (Kyphose) zur Folge hat. Eine solche Verkrümmung der Brustwirbelsäule engt sowohl die Beweglichkeit des Brustkorbs als auch die des Zwerchfells ein und behindert so die Atmung erheblich.

Die beste Prophylaxe gegen Osteoporose ist körperliche Bewegung! Lesen Sie hierzu im Kapitel Körperliches Training mehr.

Einengung der kleinen Atemwege

Ein zweiter wichtiger Grund für eine Behinderung der Ausatmung ist eine Einengung der kleinen Atemwege, feiner Verästelungen im Atmungssystem. Wenn die Lunge bei der Einatmung größer, bzw. bei der Ausatmung kleiner wird, betrifft dies auch die kleinen Atemwege: Diese werden bei der Einatmung durch die Elastizität der Lunge gedehnt und weiten sich damit aus. Bei der Ausatmung werden sie dagegen immer enger und verschließen sich manchmal sogar ganz. Wenn die kleinen Atemwege von vornherein, z. B. beim Asthma, eng sind, werden sie sich bei einer Ausatmung schneller verschließen als dies normalerweise der Fall wäre. Die Folge ist, dass die Lunge sich nicht ausreichend entleeren kann. Diese Überblähung nennt man dann in der Fachsprache »trapped air«.

Hartnäckiger Husten

Der Husten hat zunächst eine ganz wichtige Funktion: Wenn wir uns z. B. verschlucken, muss das versehentlich in die Luftröhre gelangte Material wieder entfernt werden. Der effektivste Weg, um solche Partikel schnell aus den Atemwegen hinauszuschleudern, ist dabei das Husten. So weit, so gut. Aber auch wenn durch eine Erkrankung in der Lunge zu viel Sekret produziert wird, entsteht ständig das Gefühl, dass etwas in der Luftröhre ist, was da nicht hingehört. Und das reizt zum Husten.

Um die Lunge in ihrem Inneren feucht zu halten, wird normalerweise in den Bronchien ständig Sekret produziert. Dieses Sekret wird aber durch spezielle Eigenschaften der Bronchialschleimhaut laufend nach oben transportiert, sodass die innere Oberfläche der Bronchien ständig feucht ist, ohne dass es zu größeren Flüssigkeitsansammlungen in der Lunge kommt.

Eine Entzündung in den Bronchien bewirkt aber leider, dass mehr Sekret produziert wird, als auf normale Weise abtransportiert werden kann. Jetzt braucht man zusätzlich den Husten. Auch wenn der Husten dann sehr stört und auch anstrengend wird, er ist notwendig, da man sonst an seinem eigenen Sekret langsam ersticken würde.

Übergewicht

Eine ernst zu nehmende Behinderung der Bauchatmung ist Übergewicht. Besonders im Liegen drückt der übergewichtige Bauch das Zwerchfell nach oben; dadurch muss bei jedem Atemzug das ganze Gewicht des Bauchs mitgestemmt werden. Jeder Atemzug wird dadurch erschwert, was sich natürlich umso mehr auswirkt, je stärker die Lunge selbst bereits in ihrer Funktion eingeschränkt ist. In ähnlicher Weise wird auch die Atmung beim Schwimmen belastet, wenn der Wasserdruck den Bauch eindrückt und dadurch die Einatmung behindert. Besonders wenn man bis zu den Schultern im Wasser steht, kann die Atemarbeit erheblich zunehmen.

Übergewicht bedeutet außerdem bei körperlicher Aktivität einen generell höheren Energiebedarf, da jede Belastung durch das erhöhte Gewicht verstärkt wird. Mehr Energiebedarf heißt auch automatisch mehr Sauerstoffbedarf für den Körper, also muss mehr geatmet werden.

Die häufigsten Atemwegserkrankungen

Asthma und COPD (= chronisch obstruktive Bronchitis und/oder Lungenemphysem) gehören zu den häufigsten Atemwegserkrankungen. Sie stören das Atmen ganz unmittelbar.

Was ist Asthma?

Beim Asthma handelt es sich um eine spezielle Form der chronischen Entzündung der Bronchien. Die Bronchien werden durch diese Entzündung empfindlich und ziehen sich zusammen, wenn Reizstoffe oder z. B. kalte Luft eingeatmet werden. Das Gleiche geschieht auch beim Kontakt mit Substanzen, gegenüber denen eine allergische Unverträglichkeit besteht. Für Asthma ist typisch, dass die Beschwerden stark wechseln können: Wenn kein Kontakt mit Reizstoffen besteht, ziehen sich die Bronchien nicht zusammen und die Luft kann dann ohne Behinderung ein- und ausgeatmet werden. Die gute Nachricht: Die Atembehinderung ist bei Asthma meistens vollständig rückbildungsfähig. Auch wenn dies in der Laienpresse häufig anders dargestellt wird: Asthmatiker bekommen in der Regel kein Lungenemphysem (Seite 27).

Wenn aber die Atemwege eng sind, entsteht Atemnot, die bei Asthma typischerweise anfallsartig auftritt.

Meistens haben die Betroffenen dann auch Husten und Auswurf, es bildet sich in den Bronchien zähes, klebriges Sekret, das nur mit Mühe abgehustet werden kann. Viele Asthmatiker haben auch nachts regelmäßig Beschwerden und wachen dann mit Atemnot auf. Jeder Atemzug wird als Anstrengung empfunden und es kann zu einer gefährlichen Erschöpfung kommen.

Im Vordergrund der Behandlung stehen:

1. Erkennen und Vermeiden der Ursachen, die Atemnot auslösen
2. eine gute medikamentöse Therapie
3. Atemübungen
4. Durchbrechen des Teufelskreises aus Atemnot, Vermeidungsverhalten und körperlichem Abbau durch körperliches Training

Typisch für Asthma

Typisch für Asthma sind wechselnde Beschwerden. Im Gegensatz zu COPD sind zwischenzeitlich, häufig auch über längere Zeit, keine Beschwerden vorhanden. Dann kann aber auch immer wieder schwere, bedrohliche Atemnot auftreten.

Was ist eine Bronchitis?

Eine Bronchitis ist eine Entzündung der unteren Atemwege, also der Bronchien. Durch die Entzündung wird vermehrt Sekret gebildet. Dieses Sekret muss aus den Bronchien entfernt werden, da man sonst Gefahr läuft, zu ersticken. Die normale Reinigungsfähigkeit unserer Bronchien ist aber bei größeren Sekretmengen überfordert, sodass der Körper versuchen muss, dieses Sekret durch Husten aus den Bronchien herauszuschleudern. Daraus ergeben sich die zwei wichtigsten Symptome einer Bronchitis: Husten und Auswurf.

Was ist eine »chronische« Bronchitis?

Husten und Auswurf sind sehr häufig: Jede Erkältung kann zu einer Entzündung der Bronchien führen und so Husten und Auswurf verursachen. In diesem Buch wollen wir aber eine Hilfestellung für die chronischen Krankheiten der Atemwege geben. Als »chronisch« wird eine Bronchitis dann bezeichnet, wenn die Symptome

Husten und Auswurf über mindestens zwei Jahre bestehen und dabei (etwas vereinfacht) mindestens fast jeden Tag auftreten. Diese Definition hat man deswegen gewählt, weil sie die chronischen Erkrankungen am besten von den wiederkehrenden, vorübergehenden Erkältungskrankheiten unterscheidet.

Was ist eine chronisch »obstruktive« Bronchitis?

Wenn zusätzlich zu den Symptomen einer Bronchitis, also zusätzlich zu Husten und Auswurf, die Bronchien (meistens durch entzündliche Schwellung) auch noch eingeengt sind, dann sprechen wir von einer obstruktiven Bronchitis (Obstruktion heißt »Einengung«). Eine chronische Obstruktion liegt vor, wenn eine solche Einengung der Bronchien dauerhaft vorhanden ist und sich nicht, z. B. durch Medikamente, beseitigen lässt. Bei den Beschwerden stehen täglicher Husten und Auswurf im Vordergrund. Besonders morgens muss die Lunge von dem vermehrten Sekret durch Husten befreit werden. Es kommt dann auch zunehmend zu Atemnot, besonders bei Belastungen. Dieser Zustand verschlechtert sich erheblich durch immer wieder auftretende Infekte, die zusätzlich zu den chronischen Beschwerden auftreten können. Atemnot im Ruhezustand oder auch Atemnotanfälle sind dagegen untypisch. Beschwerdefreie Intervalle gibt es nicht.

Besonders bei der chronisch obstruktiven Bronchitis kommt es häufig vor, dass ein Sauerstoffmangel vorliegt, der zumindest im Ruhezustand kaum Atemnot verursacht. Es ist wichtig zu wissen: Man kann durchaus einen beträchtlichen Sauerstoffmangel haben, ohne dass man durch Atemnot darauf aufmerksam gemacht wird. Gerade bei der chronisch obstruktiven Bronchitis scheint sich der Körper auf Dauer an seinen Mangelzustand zu gewöhnen und signalisiert dann nur noch ungenügend, dass die Atmung nicht für ausreichend Sauerstoff sorgt. Möglicherweise hängt dies damit zusammen, dass die Behinderung bei der chronisch obstruktiven Bronchitis immer – sowohl tags als auch nachts – besteht; beim Asthma gibt es ja meistens beschwerdefreie Intervalle. Bei der chronisch obstruktiven Bronchitis kommt es jedoch durchaus vor, dass jemand wegen Sauerstoffmangel im Gesicht ganz blau ist, aber keine Atemnot verspürt.

Im Vordergrund der Behandlung stehen:

1. Vermeiden weiterer Schadstoffinhalationen
2. eine gute medikamentöse Therapie, evtl. auch Sauerstofftherapie oder nächtliche Beatmung
3. Atemerleichterung bei den alltäglichen körperlichen Belastungen
4. Energieeinsparung bei körperlicher Belastung

Was ist ein Lungenemphysem?

Bei einem Lungenemphysem sind nicht die Bronchien, sondern die Lungenbläschen erkrankt: Insbesondere durch das Zigarettenrauchen wird das chemische Gleichgewicht in der Lunge so verändert, dass die zerstörenden Enzyme überwiegen. Dadurch lösen sich die Lungenbläschen auf.

Die Lungenbläschen sind zuständig für die Sauerstoffaufnahme in das Blut. Wenn eine beträchtliche Anzahl an Lungenbläschen zugrunde geht, dann kann der Körper den Sauerstoffbedarf bei Belastungen nicht mehr decken. Im Ruhezustand kann die Sauerstoffversorgung jedoch durchaus noch ausreichen.

Außerdem verliert die Lunge durch den Verlust von Lungenbläschen an Elastizität. Die Elastizität der Lungenbläschen ist aber sehr wichtig, um die Bronchien bei der Ausatmung offenzuhalten und um vollständig ausatmen zu können: Wenn die Elastizität fehlt, klappen die Bronchien, besonders bei Belastung, nahezu vollständig zusammen und die Luft kann auch mit größter Anstrengung nicht ausgeatmet werden. Es kommt also beim Lungenemphysem vorwiegend zu einer Behinderung bei der Ausatmung. Diese Behinderung tritt besonders dann auf, wenn die Atmung bei körperlicher Belastung intensiviert werden muss.

Typische Symptome

Die typischen Symptome des Lungenemphysems sind daher Atemnot bei Belastungen, wohingegen im Ruhezustand (im Gegensatz zu Asthmaanfällen) meistens keine Atemnot besteht. Da keine Entzündung der Bronchien vorliegt, bestehen auch kein Husten und kein Auswurf; häufig haben Emphysematiker aber dennoch Husten und Auswurf; dies kommt dadurch zustande, dass sie zusätzlich zu dem Lungenemphysem häufig an einer chronischen

Bronchitis leiden. Durch Husten sollen die Bronchien von störendem Material befreit werden. Das Lungenemphysem ist aber eine Erkrankung der Lungenbläschen und nicht der Bronchien. Bei einem reinen Lungenemphysem hat man weder Husten noch Auswurf.

Ohne körperliche Belastung, z. B. beim Sitzen an einem Tisch, macht jemand, der ein schweres Lungenemphysem hat, nicht den Eindruck eines kranken Menschen; aber bereits kleinste Belastungen, wie z. B. der Gang zur Toilette, können ihm erhebliche Probleme machen, weil er nicht genügend Sauerstoff aufnehmen kann. Die Angehörigen verstehen deshalb oft nicht, warum jemand, der beim entspannten Zusammensitzen völlig gesund aussieht, selbst zu so geringen Belastungen nicht mehr fähig ist. Dann hört man doch immer wieder »Stell Dich nicht so an; das wirst Du doch noch schaffen!« Aber der Betroffene kann nicht, weil ihm gleich die Puste ausgeht. Hier kämpfen viele um Glaubwürdigkeit. Wer über die Erkrankung informiert ist, weiß es glücklicherweise besser. Darum sollten Betroffene ganz offen mit ihrem Umfeld über ihre Erkrankung sprechen, so lassen sich Vorurteile vermeiden.

Die Angehörigen und Freunde müssen wissen, dass man auch ohne Husten und bei gesundem Aussehen in Ruhe schwerste Atemnot selbst bei geringen Belastungen haben kann. Weil sich diese Emphysematiker kaum belasten können, sind sie meistens auch sehr schlank und verlieren zunehmend an Muskulatur.

Besonders problematisch ist beim Lungenemphysem, dass Lungenbläschen nicht nachwachsen. Wenn sie einmal zugrunde gegangen sind, bleiben die Folgen der Erkrankung ein Leben lang bestehen. Auch gibt es keine Medikamente, mit denen man diesen Menschen helfen könnte. Man versucht, durch verschiedene Maßnahmen die Elastizität der Lunge zu verbessern, um damit das »Zusammenklappen« der Atemwege bei der Ausatmung zu verhindern. Bis zu einem gewissen Maß gelingt dies durch Lungenoperationen oder evtl. auch endoskopisch.

Gerade bei diesen Kranken ist es deswegen von größter Bedeutung, dass sie lernen, die Atemnot zu vermeiden und in einem genau angepassten Trainingsprogramm dem Abbau ihrer Muskulatur entgegenzuwirken.

Was ist eine COPD?

COPD ist die Abkürzung für »chronic obstructive pulmonary disease« (chronisch obstruktive Lungenkrankheit). Chronisch bedeutet, dass die Krankheit auch durch die beste Behandlung häufig nur verbessert aber nicht mehr vollständig beseitigt werden kann. Obstruktiv heißt, dass die Atemwege so eng werden, dass besonders die Ausatmung erheblich behindert wird.

Der Begriff »Lungenkrankheit« lässt offen, ob es sich um eine chronisch obstruktive Bronchitis handelt oder um ein Lungenemphysem. Dies ist insofern problematisch, als dass zwei so unterschiedliche Krankheiten »in einen Topf« geworfen werden: Beide Krankheiten sind – wie oben beschrieben – sowohl in der Symptomatik als auch in der Therapie sehr unterschiedlich: Für eine Bronchitis sind u. a. Husten und Auswurf charakteristisch, während ein Lungenemphysem weder Husten noch Auswurf verursacht. Eine Bronchitis kann man medikamentös behandeln, ein Lungenemphysem nicht. So kommt es immer wieder vor, dass ein Patient, der »nur« an einem Lungenemphysem leidet, unter der Diagnose »COPD« wie ein Bronchitiker mit Medikamenten traktiert wird, die bei ihm gar nicht helfen können.

Dennoch hat sich dieser Begriff international durchgesetzt, weil bei Rauchern meistens sowohl die Bronchien entzündet als auch die Lungenbläschen zugrunde gegangen sind; bei Rauchern finden sich also häufig beide Krankheiten nebeneinander. Das reine Lungenemphysem kommt nur relativ selten vor, sodass auch die eventuellen Fehlbehandlungen selten sind.

Funktionell ist die Kombination beider Krankheiten sehr ungünstig, da einerseits die Bronchien durch die Entzündung bereits verengt sind und es andererseits zusätzlich durch den Elastizitätsverlust des Lungengewebes bei der Ausatmung zu einer Kompression der Atemwege kommt.

Zusätzlich ist die Gasaustauschfläche, also die Fläche, mit der die Lunge den Sauerstoff aufnimmt, verringert. Die Behandlung der COPD ist deshalb schwieriger als die Behandlung der Einzelerkrankungen.

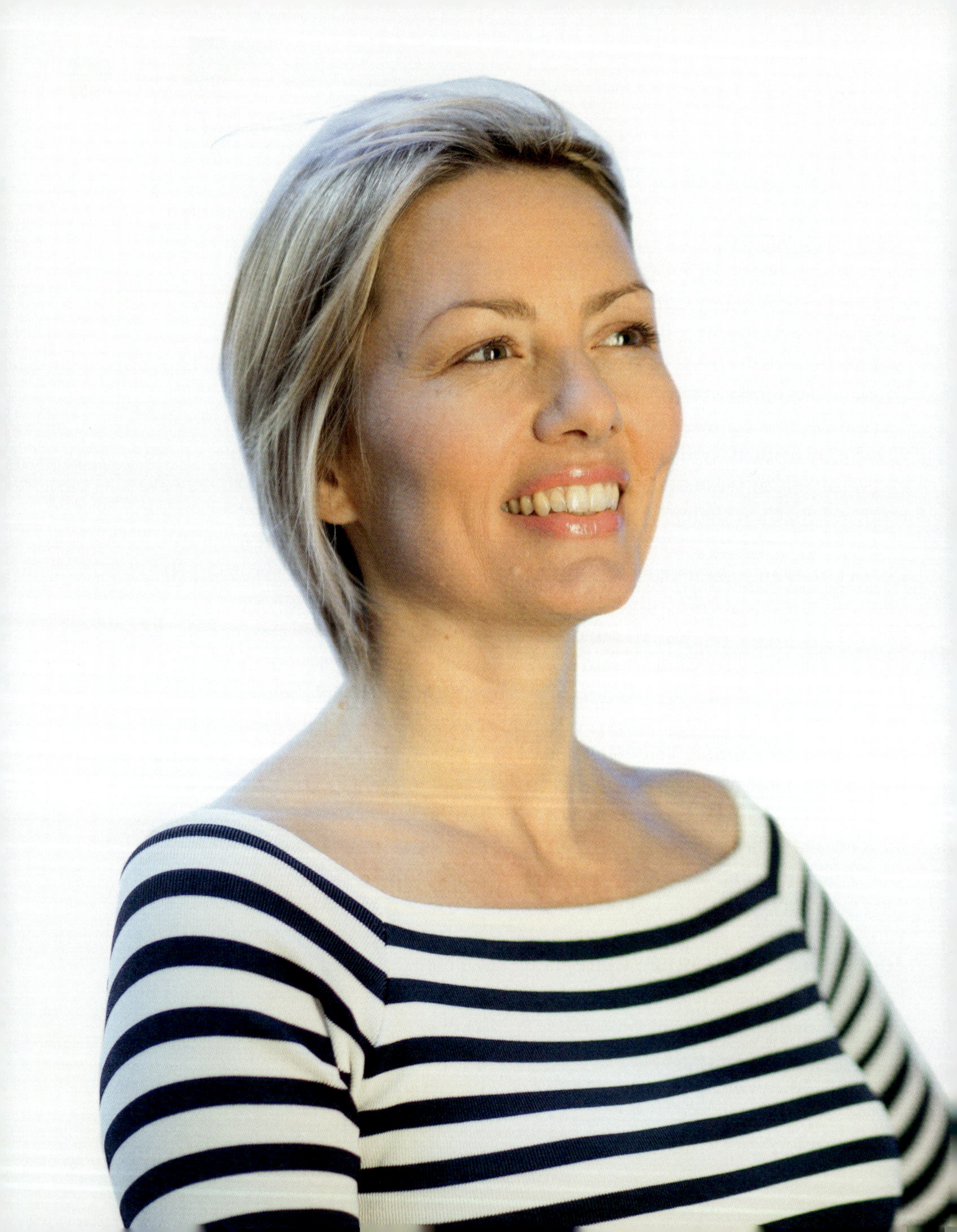

Atemübungen und -techniken

Wenn die Luft wegbleibt: Mit diesen Hilfen bekommen Sie Beschwerden und Atemnot in den Griff und können Ihre Atmung kontrollieren.

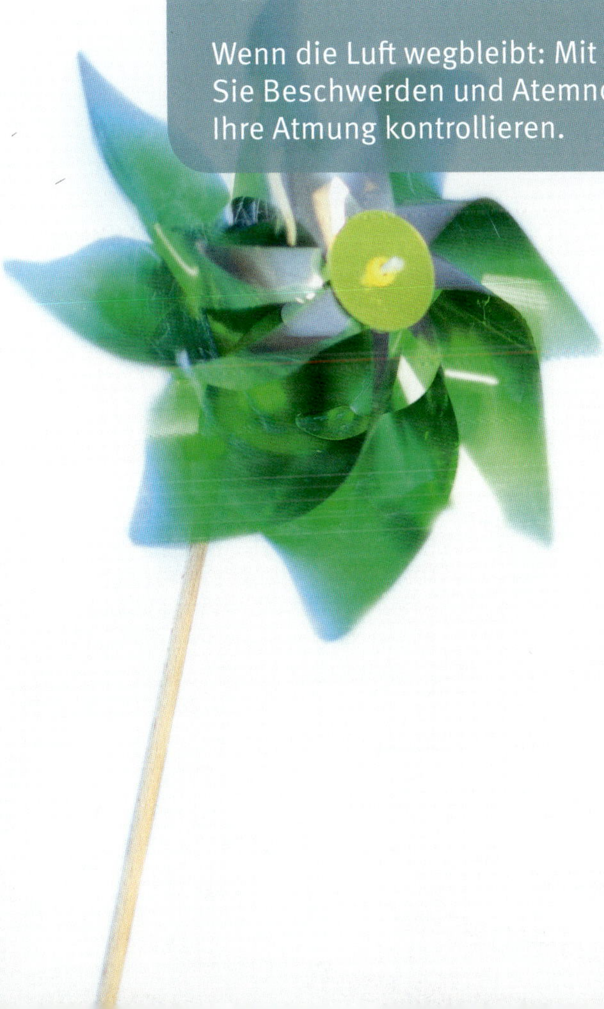

Atem spüren

Durch eine Wahrnehmungsschulung möchten wir Sie für Ihren Körper sensibilisieren. So können Sie Ihre Atmung bewusster wahrnehmen und bei akuten Beschwerden steuern.

Das Ziel der Atemtherapie ist es, mit möglichst wenig Energieeinsatz bei der Atmung auszukommen. Das spart Ihnen Mühe.

Wenn man lernen möchte, mit der Atmung besser umzugehen, sollte man nicht nur die Funktionsweise der Atmung kennen, sondern auch lernen, die Atmung zu spüren. Normalerweise atmen wir unbewusst, die Atmung geschieht automatisch. Dies ist auch notwendig, denn sonst würden wir den Schlaf in der Nacht nicht überleben. Auch bei Belastung muss die Steuerung der Atmung automatisch erfolgen.

Besonders bei der chronisch obstruktiven Bronchitis oder beim Lungenemphysem ist die Atmung jedoch dauerhaft behindert, und die »automatische Steuerung« unserer Atmung bringt Sie dann bei Belastungen jedes Mal in eine Situation, in der Sie Atemnot verspüren. Das können Sie vermeiden, indem Sie lernen, die Atmung effektiver einzusetzen und die Belastung im Vorfeld anpassen.

Wenn Sie Ihre Atmung selbst steuern möchten, müssen Sie die Kontrolle über die Atmung erlernen. Eine solche Kontrolle wird möglich, wenn Sie die Atmung bewusst wahrnehmen. Dann bekommen Sie ein Gefühl dafür, wie die Luft in die Lunge strömt und welche sichtbaren und spürbaren Bewegungen der Körper dabei macht. Dies ist zunächst sehr ungewohnt, da die Atmung normalerweise autonom ist und ohne unser Bewusstsein funktioniert. Die Wahrnehmung der Atmung ist somit eine Grundvoraussetzung für das Erlernen von Atemtechniken unter Belastung und zur Beruhigung der Atmung in akuten Atemnotsituationen. Sie werden sehen, dass es Ihnen hilft, Atemnot zu vermeiden.

Bevor Sie mit den Übungen beginnen, sollten Sie für eine ruhige und angenehme Atmosphäre sorgen; lassen Sie sich nicht durch Radio oder Fernsehen ablenken. Sie brauchen zumindest am Anfang Ihre ganze Konzentration. Später soll dieser Prozess dann zunehmend leichter fallen, bis Sie im Idealfall keine besondere Aufmerksamkeit mehr dafür benötigen. Lassen Sie sich nicht durch Ihre Umgebung stören.

- Suchen Sie sich einen ruhigen Platz und reservieren Sie sich die nächsten Minuten nur für sich selbst.
- Tragen Sie bequeme Kleidung, damit der Bauch Platz hat.
- Schließen Sie, wenn Sie möchten, die Augen.
- Versuchen Sie bei den nachfolgenden Übungen durch die Nase einzuatmen.
- Verfolgen Sie im Geiste den Weg Ihres Atems: Wie er durch die Nase kommt, wie er die Luftröhre hinunterströmt und bis in den Brustkorb wandert. Welche Bewegungen im Oberkörper sind beim Atemvorgang zu spüren – atmen Sie in den Bauch oder in die Brust? Wenn Sie in die Brust atmen – eher in die Seiten oder Richtung Rücken? Was machen Ihre Schultern und Ihr Bauch bei der Einatmung?
- Ist die Atmung eher tief oder flach, atmen Sie schnell oder langsam? Sind Atemgeräusche wie beispielsweise Giemen, eine Art Pfeifen, oder Rasseln zu hören? Haben Sie Schmerzen bei der Atmung?

Zwerchfell- bzw. Bauchatmung

- Setzen Sie sich in entspannter Haltung auf einen Stuhl.

- Rufen Sie sich noch mal die Zwerchfell- bzw. Bauchatmung in Erinnerung.

- Atmen Sie durch die Nase ein.

- Spüren Sie, wie sich das Zwerchfell bei der Einatmung anspannt und sich nach unten in den Bauchraum absenkt. Es verdrängt bei der Einatmung die Bauchorgane zu allen Seiten. Das bedeutet, dass Ihr Bauchraum hauptsächlich nach vorne, etwas zur Seite und nach hinten verdrängt wird. Dieses Ausweichen der Bauchorgane können Sie beim Atemvorgang deutlich spüren – vorausgesetzt, es wird überwiegend das Zwerchfell aktiviert. Man spricht deshalb bei der Zwerchfellatmung auch von der Bauchatmung.

- Wiederholen Sie jetzt nochmals die Übung. Schließen Sie, wenn Sie möchten, die Augen und konzentrieren Sie sich erneut auf Ihre Atmung:

- Spüren Sie, wie bei der Einatmung der Bauch nach allen Seiten ausweicht und sich der Brustkorb beim Einatmen weitet und anhebt und beim Ausatmen wieder zurückschwingt?

- Was machen dabei Ihre Schultern?

- Achten Sie darauf, dass Sie die Schultern nicht mit hochziehen, denn dadurch wird Ihre Atmung erschwert, ohne dass Sie einen Nutzen davon haben.

- Versuchen Sie, »in den Bauch« zu atmen.

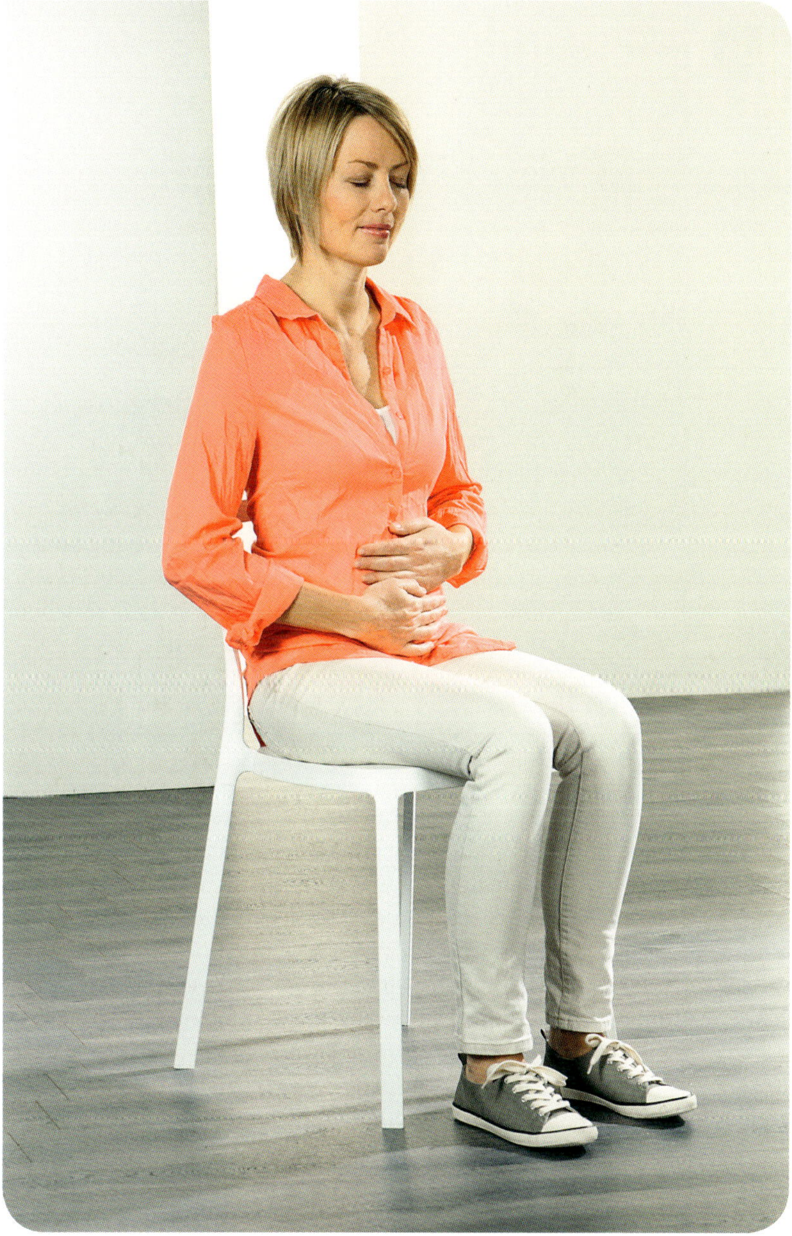

» Sie können die Bewegungen auch mit den Händen spüren.

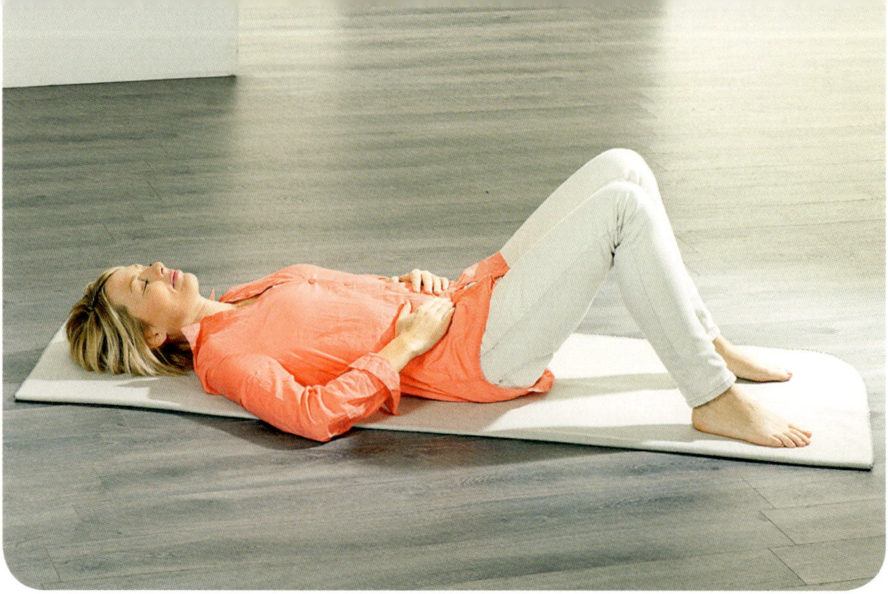

Achten Sie auf eine gerade Unterlage, die nicht zu sehr nachgibt.

Wahrnehmung der Atmung in Rückenlage

- Legen Sie sich auf eine bequeme, nicht zu weiche Unterlage (nicht aufs Bett oder Sofa) auf den Rücken und stellen Sie die Beine angewinkelt an.

- Wenn Sie möchten, schließen Sie die Augen. Konzentrieren Sie sich auf die Bauchatmung und versuchen Sie nachzuspüren, wie sich der Bauch mit der Einatmung hauptsächlich nach oben wölbt, zur Seite und nach hinten ausweicht und sich der Brustkorb dabei hebt und weitet.

- Legen Sie dabei die Hände auf den Bauch, dann an die Seiten und anschließend auf den Brustkorb, um der Atmung nachzuspüren.

- Versuchen Sie, bei den Übungen durch die Nase ein- und über die Nase oder den Mund auszuatmen.

Unterstützung: Wenn Sie während der Übung Atemnot oder Hustenreiz bekommen, legen Sie einen Keil oder ein Kissen unter Ihren Oberkörper.

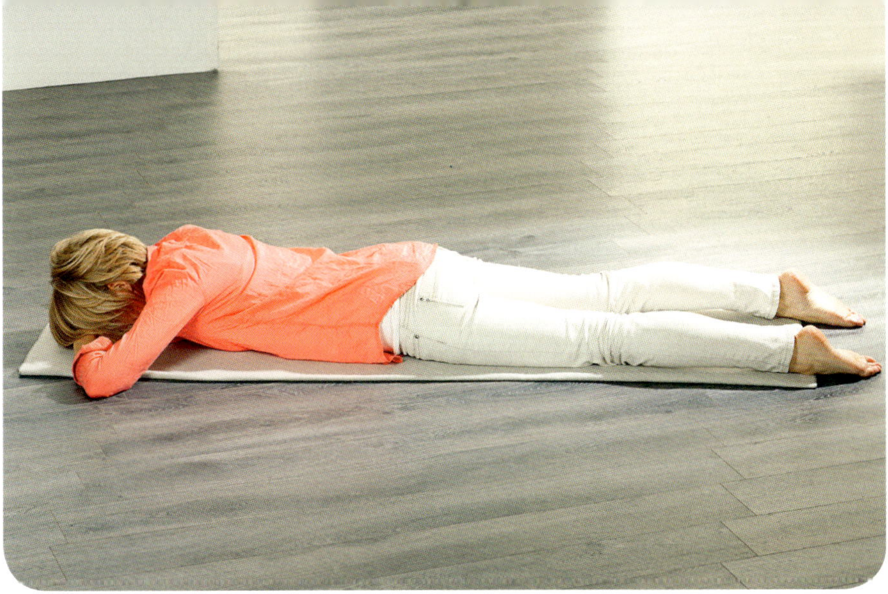

Konzentrieren Sie sich auf die Veränderungen durch das Atmen.

Wahrnehmung der Atmung in Bauchlage

- Legen Sie sich in Bauchlage. Die Stirn liegt auf Ihren Handrücken.

- In dieser Position leistet das Zwerchfell mehr Arbeit, da die Bauchorgane nicht nach vorne ausweichen können.

- Spüren Sie, wie der Bauch zur Seite und nach hinten ausweicht?

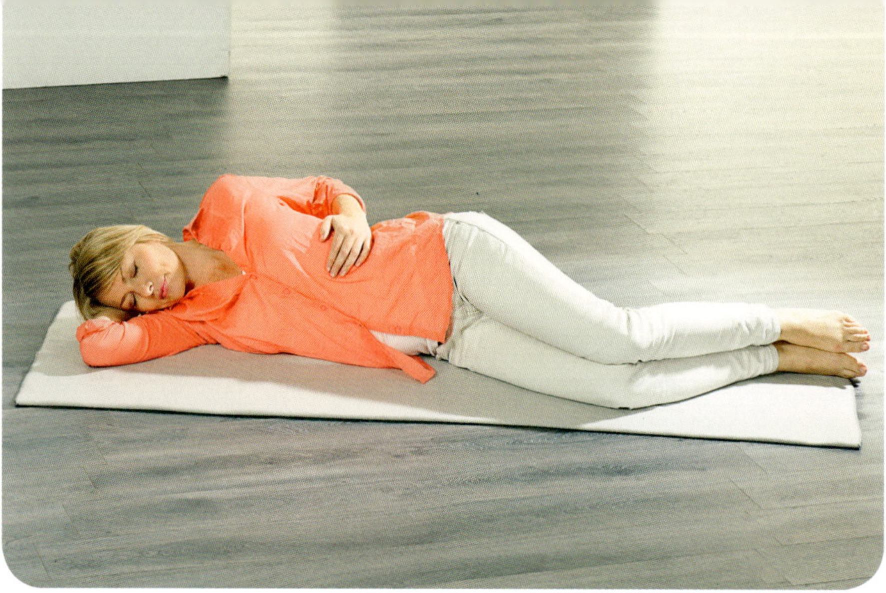

In der Seitenlage spüren Sie, wie Ihre Seite sich mit der Atmung hebt und senkt.

Wahrnehmung der Atmung in Seitlage

- Legen Sie sich auf die Seite. Die Beine sind angezogen und die Knie leicht angewinkelt.
- Eine Hand liegt auf den unteren Rippen der nach oben gerichteten Körperseite.
- Lassen Sie den Atem fließen und spüren Sie, wie sich die Seite hebt und weitet und mit der Ausatmung wieder absenkt.

Selbsthilfetechniken

Wenn Sie unter obstruktiven Lungenkrankheiten wie Asthma und COPD leiden, ist Atemnot verantwortlich für die Einschränkung der Lebensqualität sowie eine verminderte körperliche Belastbarkeit. Tritt solche Atemnot im Alltag, bei sportlicher Betätigung oder während der Atemtherapie auf, sollten rasch geeignete Gegenmaßnahmen ergriffen werden.

Deshalb liegt der Schwerpunkt zu Beginn auf einer Schulung Ihres Verhaltens. Tritt Atemnot auf, erlernen Sie Selbsthilfetechniken, mit deren Hilfe Sie besser mit den Atembeschwerden umgehen können. Wir setzen dazu folgende Schwerpunkte:

- Die Selbsthilfetechniken nehmen Ihnen die Angst, die eine Atemnot meist begleitet.

- Die Atemwege werden offen gehalten, der angesammelte Schleim gelöst und über eine schonende Hustentechnik entfernt.

- So fällt Ihnen das Atmen wieder leichter.

Überblähung und Atemnot – Atemwege öffnen

Bei Asthma und der chronischen Bronchitis liegt eine dauerhafte Entzündung der Bronchialschleimhaut vor. Durch diese chronische Entzündung der Schleimhaut verändern sich die Bronchien

Beim Asthma und bei der obstruktiven Bronchitis besteht die Gefahr, dass die Atemwege während der Ausatmung kollabieren und dadurch nicht mehr tief genug ausgeatmet werden kann. Es verbleibt vermehrt Restluft in der Lunge, die Lunge bleibt aufgebläht, das Zwerchfell bleibt tief stehen. Dadurch wird auch die Haltung negativ beeinflusst, es kommt zu der typischen »Buckelbildung«. Die Atmung wird dadurch erheblich erschwert. Wenn jetzt zusätzlich ein Lungenemphysem vorliegt, verstärkt sich dieses Problem durch den Elastizitätsverlust der Lunge und die kleinere Gasaustauschfläche. Die wichtigste Maßnahme ist demnach, das Kollabieren der Atemwege zu verhindern. Die folgenden Übungen helfen, die Atemwege freizumachen. Dieses Ziel kann dadurch erreicht werden, dass durch die Anwendung der Lippenbremse die Ausatmung kontrolliert verlangsamt wird. Mehr dazu lesen Sie im Kapitel »Die Lippenbremse« (Seite 44).

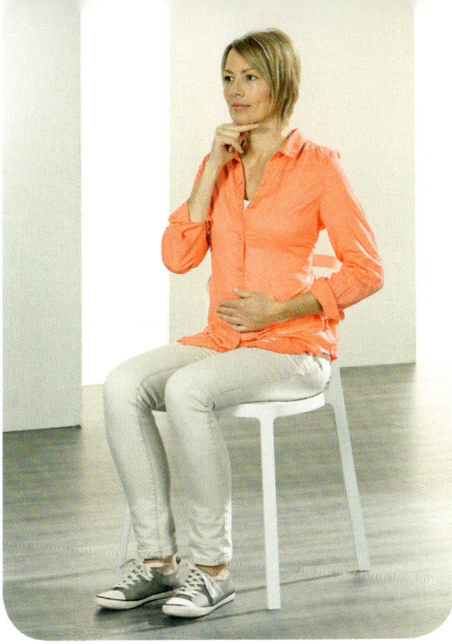

▲ Spüren Sie, wie sich Ihr Bauch wölbt?

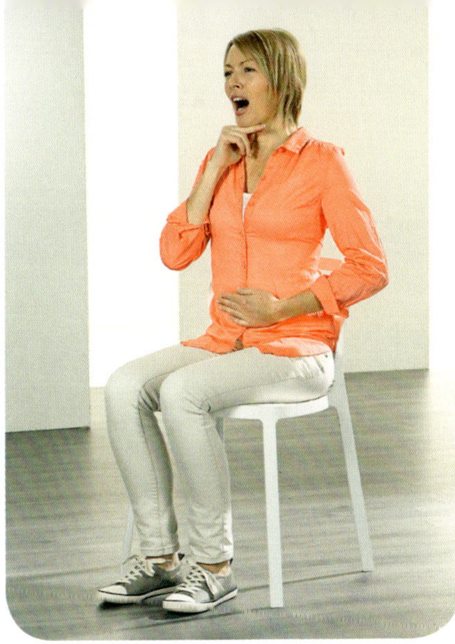

▲ Spüren Sie, wie sich der Mundboden beim Gähnen senkt und der Rachen dadurch ganz weit wird?

Gähnendes Einatmen

- Setzen Sie sich bequem auf einen Stuhl mit Rückenlehne. Legen Sie eine Hand auf die Bauchdecke, mit den Fingerrücken der anderen Hand berühren sie die weiche Stelle unter dem Kinn.

- Provozieren Sie ein Gähnen, indem Sie die Zunge in den Mundboden legen. Der Rachenraum wird nun weit und die weiche Stelle unter dem Kinn senkt sich auf die Fingerrücken. Versuchen Sie, mit dem Gähnen einzuatmen. Machen Sie dann eine Atempause von ein bis zwei Sekunden.

- Atmen Sie durch die Lippenbremse (Seite 44) aus.

Variante: Wenn Sie das »Gähnen« mit Handkontakt beherrschen, versuchen Sie, die Übung ohne Kontakt der Finger unter dem Kinn auszuführen.

Bewusstes Ausatmen

Ausatmung spüren:

- Setzen Sie sich bequem auf einen Stuhl.

- Pusten Sie mit gespitzten Lippen die eigene Handfläche an und versuchen Sie, der Atemluft nachzuspüren.

Ausatmung sehen:

- Versuchen Sie, Watte mit einem gleichmäßigen, langsamen Ausatemstrom wegzupusten.

- Lassen Sie eine Kerze mit einem gleichmäßigen Ausatemstrom flackern.

- Pusten Sie die Kerze so an, dass sie kaum flackert.

- Versuchen Sie, die Kerze aus verschiedenen Abständen anzupusten, sodass sie nur gering flackert.

- Pusten Sie gegen ein Seidentuch mit einer gleichmäßigen Ausatmung und halten es leicht in Schräglage.

- Bringen Sie eine Flüssigkeit zum »Blubbern«.

» A. Die Flamme sollte nur flackern, nicht ausgehen.

» B. Hier dürfen Sie ganz kräftig pusten.

VARIATIONEN

Pusten, pusten, pusten

A. Eine Flamme ist sehr empfindlich. Sie eignet sich sehr gut für Atemkontrollübungen.

B. Beim »Blubbern« müssen Sie mehr Kraft aufbringen.

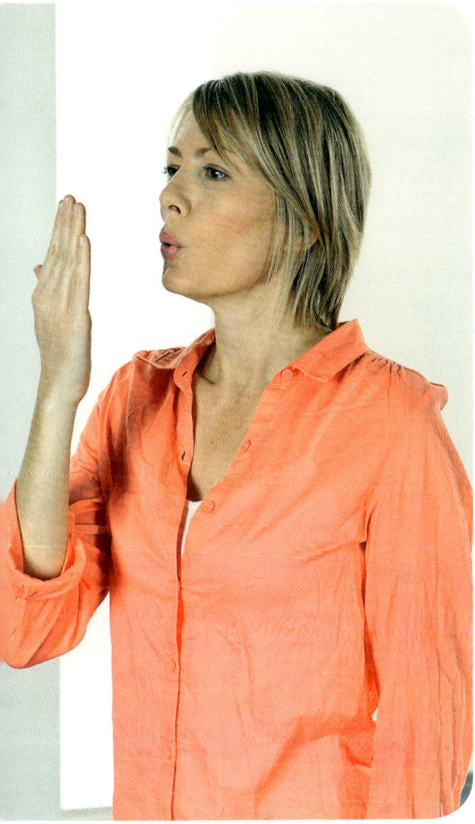

Verringern oder erweitern Sie den Abstand zur Handfläche so, dass Sie Ihren Atem gut spüren können.

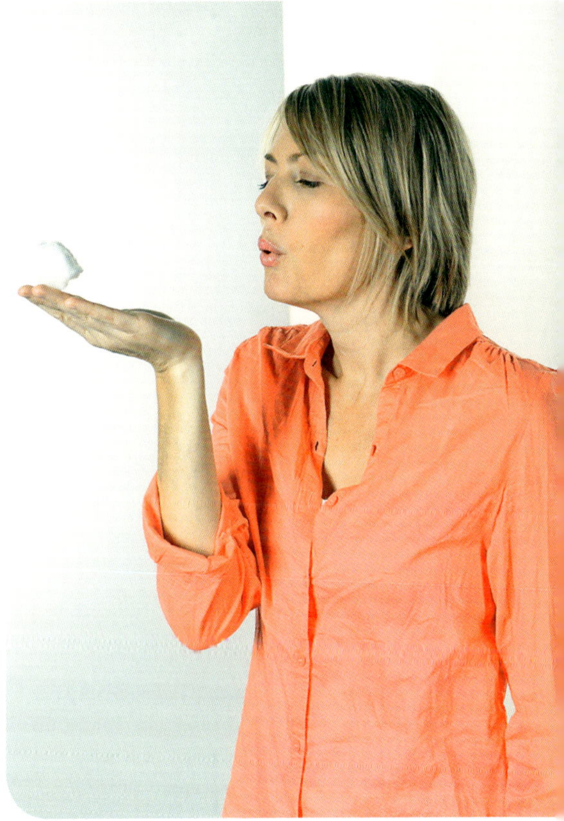

Pusten Sie ganz sanft und verstärken Sie den Luftstrom nur, wenn sich die Watte nicht bewegt.

A

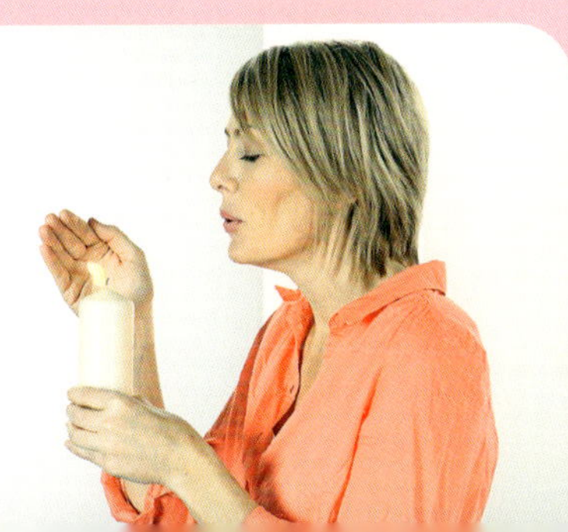

B

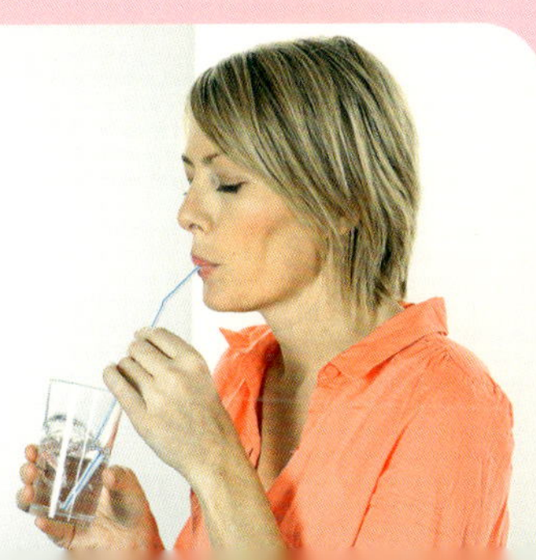

Das hilft sofort bei Atemnot

Wenn Sie in akute Atemnot geraten, helfen Ihnen zwei schnell anwendbare Techniken, die Ihnen sofort wieder Luft verschaffen.

Die Lippenbremse

Die Lippenbremse wird bei Atemnot in Ruhe, während und nach Belastung angewendet. Sie wirkt einer Überblähung der Lunge entgegen bzw. wird neben anderen Techniken zum Entblähen der Lunge eingesetzt. Bei der »Lippenbremse« wird durch die locker aufeinanderliegenden Lippen ein Ausatemwiderstand aufgebaut. Die Luft kann nur langsam entweichen und strömt dabei leise durch die locker aufeinanderliegenden Lippen aus. Mithilfe der Lippenbremse können Sie Ihre Atemwege länger offenhalten. Die Ausatmung wird verlangsamt und dem Druck im Brustkorb ein erhöhter Druck in den Atemwegen entgegengesetzt, der die Bronchien offenhält. Wenn Sie durch die Lippenbremse der Lunge mehr Zeit für die Ausatmung lassen, kann sie sich gleichmäßiger mit der sauerstoffreichen Luft füllen; dies verbessert die Ökonomie der Atmung.

- Setzen Sie sich bequem auf einen Stuhl mit Rückenlehne.
- Atmen Sie ruhig durch die Nase ein. Die Lippen liegen locker aufeinander.
- Warten Sie zu Beginn der Ausatmung, bis sich die Wangen leicht aufblähen und sich ein Luftpolster zwischen Lippen und Zähnen bildet.

Wichtig: Vermeiden Sie ein aktives Pressen, da der Druck die Atemwege verschließen kann.

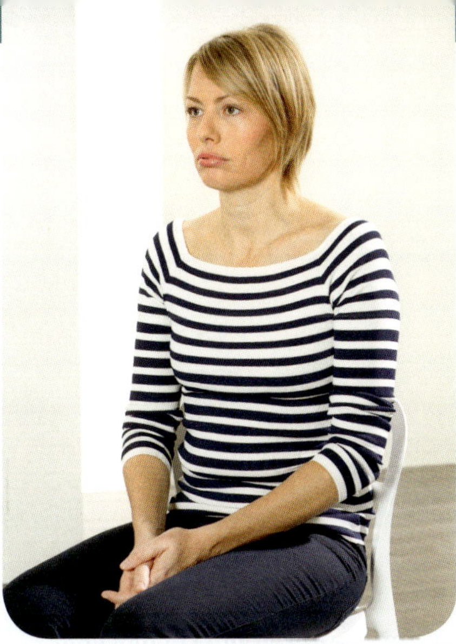

Achten Sie auf eine lockere Mundmuskulatur.

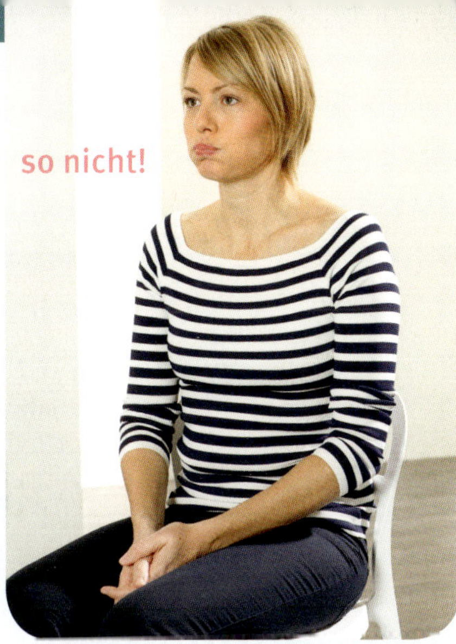

Blähen Sie nicht die Backen, wie hier auf dem Foto.

Kutschersitz

- Setzen Sie sich mit gegrätschten Beinen auf eine Stuhlkante und stützen Sie sich mit den Unterarmen auf den Oberschenkeln ab.
- Machen Sie sich bzw. Ihren Rücken möglichst lang, sodass der Brustkorb geweitet wird und viel Luft aufnehmen kann. Dadurch werden die Atemwege geöffnet und die angestaute Luft kann nach und nach ausgeatmet werden (Entblähung).

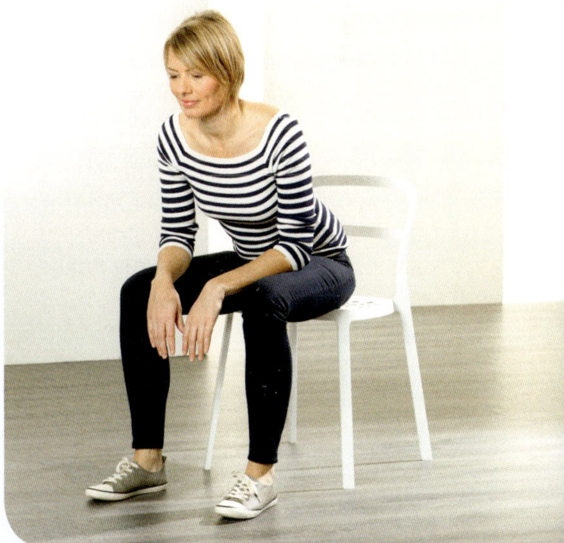

Lehnen Sie sich leicht nach vorne.

Atemerleichternde Positionen

Durch eine falsche Körperhaltung ziehen die Muskeln den Brustkorb und die Wirbelsäule in eine für die Atmung ungünstige »Buckelhaltung«: Dadurch wird die Zwerchfellmuskulatur eingeengt und kann nicht mehr optimal arbeiten. Der Brustkorb und die Wirbelsäule werden durch die Buckelposition regelrecht zusammengestaucht. Die Atemwege werden ebenfalls zusammengedrückt und verengen sich. Eine solche Fehlhaltung erschwert die Atmung erheblich. Die atemerleichternden Positionen sind Entlastungspositionen, die Sie jederzeit einnehmen können. Ziel dabei ist eine schnelle Atemerleichterung, da insgesamt mehr Luft bewegt werden kann. Man nimmt das Gewicht des Schultergürtels von den Rippen. Denn immerhin müssen die Rippen bei der Einatmung mit den Armen und dem Schultergürtel ca. acht bis zehn Kilogramm anheben. Das belastet. Durch die atemerleichternden Positionen streckt sich Ihre Wirbelsäule und Ihr Brustkorb wird geweitet. Das Zwerchfell kann dann wieder effektiver arbeiten. Darüber hinaus kann sich die Rückenmuskulatur entspannen, und so werden durch die geringere Muskelarbeit vom Arm-Schulter-Bereich und vom Rücken weniger Energie und somit weniger Sauerstoff verbraucht. Wenn der Schultergürtel z. B. durch Aufstützen fixiert wird, kann man zusätzlich Muskulatur für die Einatmung nutzen und andere Atemmuskeln entlasten. Darüber hinaus hat der Bauch Platz und die Atemhilfsmuskulatur kann optimal eingesetzt werden. Da Sie bei einer akuten Atemnot die atemerleichternden Positionen beherrschen sollten, üben Sie sie am besten regelmäßig in Ruhe. Wahrscheinlich stellen Sie dabei fest, dass Sie in der Vergangenheit die eine oder andere atemerleichternde Position bereits »unbewusst« angewendet haben. Nicht nur Atemwegserkrankte schaffen sich durch diese Positionen Erleichterung, sondern auch Spitzensportler stützen sich beispielsweise auf den Oberschenkeln auf, wenn Sie nach einer körperlichen Anstrengung außer Atem sind. Im Folgenden finden Sie eine Auswahl an bewährten und einfachen Positionen. Der Kutschersitz (Seite 45) ist eine gern gewählte atemerleichternde Position.

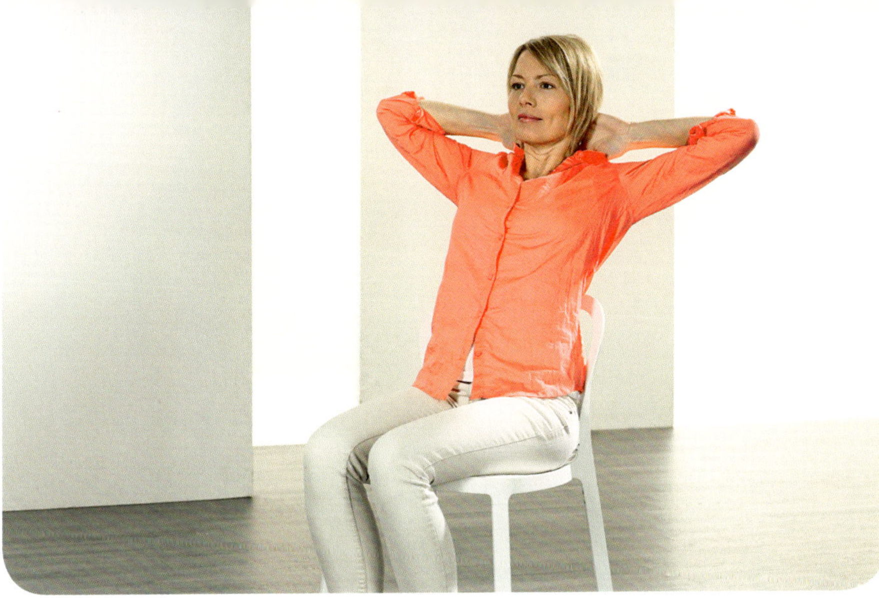

Stellen Sie sich vor, Sie recken und strecken sich nach stundenlangem Sitzen.

Strecken mit gekreuzten Armen

- Setzen Sie sich auf einen Stuhl mit Rückenlehne.
- Überkreuzen Sie die Arme hinter dem Kopf und versuchen Sie, den Brustkorb regelrecht »aufzuspannen«.
- Nutzen Sie dabei die Stuhllehne und drücken Sie die Ellenbogen nach hinten, sodass Sie eine Dehnung in der Brustmuskulatur spüren.

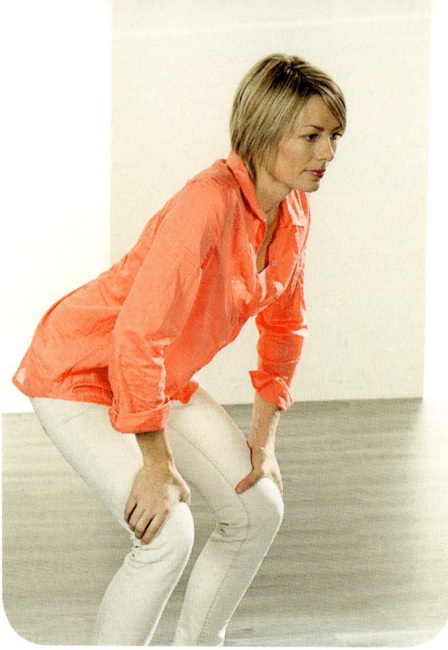

Spüren Sie, wie das Abstützen das Atmen erleichtert?

Torwart

- Stellen Sie sich gerade hin.
- Stützen Sie sich mit nahezu gestreckten Armen auf die Oberschenkel, die Fingerspitzen zeigen dabei nach außen.
- Halten Sie Ihre Knie gebeugt, da sich so Ihr Bauch besser vorwölben kann und die Belastung für die Wirbelsäule deutlich geringer wird als mit gestreckten Knien.

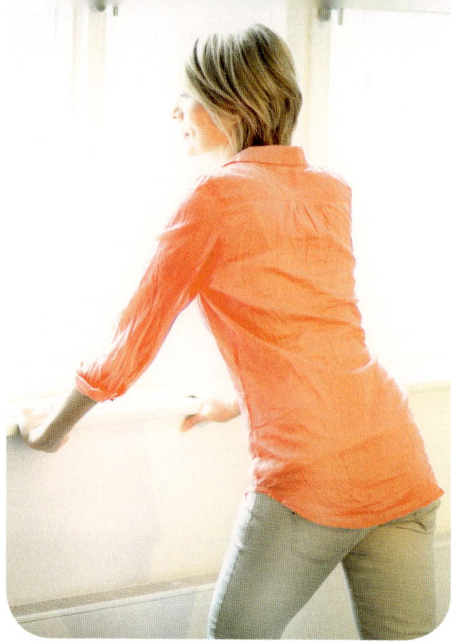

Verlagern Sie Ihr Gewicht auf die Hände.

Am Geländer lehnen

- Stützen Sie sich mit den Händen auf einem Gegenstand ab, der die Höhe eines Geländers hat.
- Machen Sie den Rücken möglichst lang.
- Stehen Sie dabei in der Grätsche oder in Schrittstellung, mit dem vorderen Bein gebeugt.

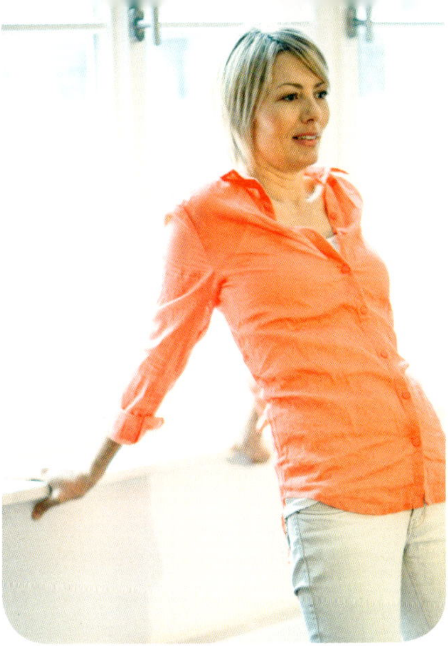

Spüren Sie, wie sich Ihr Brustkorb weitet?

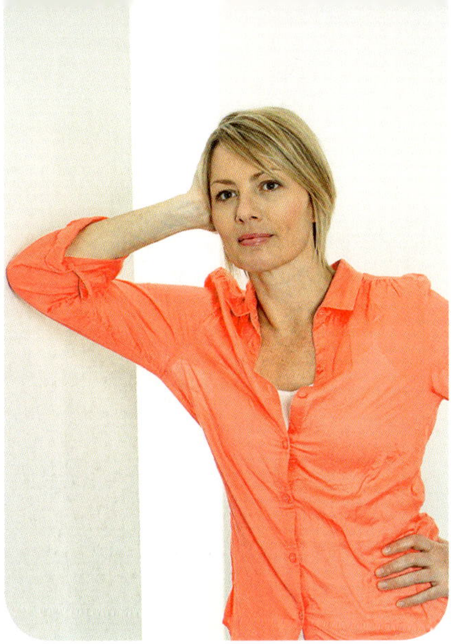

Abstützen erleichtert das Atmen.

Handstütz rücklings

- Stellen Sie sich mit dem Rücken vor die Kante eines niedrigen Tisches oder etwas Ähnlichem.
- Stützen Sie sich mit gestreckten Armen hinter dem Oberkörper ab.
- »Dehnen« Sie Ihren Brustkorb.

Lässiger Stand

- Lehnen Sie sich mit einem Ellbogen gegen eine Wand.
- Stemmen Sie die andere Hand in die Hüfte.

Schleim und Auswurf – Atemwege befreien

Mit Atemtherapiegeräten und der autogenen Drainage befreien Sie Ihre Atemwege schonend und entlastend.

Durch die chronische Entzündung der Bronchialschleimhaut vergrößern sich die Schleimdrüsen und produzieren vermehrt zähen Schleim. Zudem schwillt die Schleimhaut dauerhaft an. Die Flimmerhärchen der Atemwege verlieren dabei ihre Beweglichkeit und können ihre Aufgabe, die Bronchien vom Schleim zu befreien, nicht mehr erfüllen. Die Selbstreinigung der Lunge ist damit gestört bzw. ausgeschaltet. Das bedeutet, der Schleim kann nicht mehr abtransportiert werden und es bildet sich ein idealer Nährboden für weitere Atemwegsinfektionen durch Bakterien und Pilze.

Da die ursprünglichen Zellen der Bronchialschleimhaut bei einer chronischen Entzündung absterben und nicht wiederhergestellt werden können, entsteht nach und nach immer mehr Narbengewebe. Das Problem dabei ist, dass das Narbengewebe bei Weitem nicht die Qualität der ursprünglichen Bronchialschleimhaut aufweist, was fatale Auswirkungen hat: Die Atemwege werden instabiler und fallen bei

Belastung immer öfter und schneller in sich zusammen – was als das typische »Giemen« zu hören ist.

Insgesamt verkleinert sich der Durchmesser der Atemwege wegen des höheren Widerstandes drastisch – die Atemmuskeln müssen mehr Arbeit leisten und es kommt zu den typischen Krankheitszeichen: Husten, Auswurf und Atemnot.

Übungen zur Schleimlösung und das Einüben von Hustentechniken sind dabei die effektivsten therapeutischen Gegenmaßnahmen und werden in den nachfolgenden Kapiteln beschrieben.

Atemtherapiegeräte zur Schleimlösung

Mit speziellen Atemtherapiegeräten können Sie die Schleimlösung unterstützen und mit der richtigen Hustentechnik den Schleim schonend abhusten, ohne die Atemmuskeln zu überlasten.

Atemtherapiegeräte mit wechselndem Ausatemwiderstand dienen der Schleimlösung, dem Weithalten der Atemwege und dem Training der Atemmuskulatur. Außerdem werden, wie bei der Lippenbremse, die Atemwege offengehalten und so der Bronchialkollaps vermieden.

Die am häufigsten in der Praxis verwendeten Geräte sind:

- Flutter (VRP1)
- PEP-System (positive expiratory pressure)
- RC Cornet (cornet = engl. Horn)
- Röhrchen (die Länge muss individuell und je nach Tagesform zugeschnitten werden)

Lassen Sie sich von einem erfahrenen Atemtherapeuten oder Arzt beraten, welches der Geräte bei Ihnen am geeignetsten ist.

Autogene Drainage

- Die autogene Drainage (AD) ist eine wirksame Selbsthilfetechnik, mit der Sie den Schleim auf schonende Art und ohne Fremdhilfe aus der Lunge entfernen können.

- Atmen Sie in einer entspannten Ausgangsposition ruhig und vertieft möglichst durch die Nase ein. Legen Sie dabei eine Hand auf den Bauch und die andere Hand auf das Brustbein. Wenn Sie möchten, schließen Sie die Augen und spüren mit den Händen der Atembewegung von Bauch und Brustkorb nach.

- Nach der entspannten Einatmung legen Sie für zwei bis drei Sekunden eine Atempause ein, in der sich die Luft in der Lunge verteilen kann.

- Anschließend folgt die bewusst verlängerte Ausatmung: Lassen Sie die Luft durch die Lippenbremse zunächst ausströmen und setzen im Anschluss die Ausatemmuskulatur für eine aktive Ausatmung ein.

- Wie kommt es zur Schleimlösung? Mit der Ein- und Ausatmung kommt es zur Vergrößerung und dann zur Verkleinerung des Durchmessers der Bronchien. So erweitern sich die Bronchien während der langsamen und vertieften Einatmung, sodass der Schleim an den Bronchialwänden nicht mehr anhaften kann. Bei der Ausatmung verengen sich dagegen die Bronchien, und der Schleim wird dadurch von den kleinen in die größeren Atemwege »gepresst«. Diese Schwankungen des Durchmessers bewirken sowohl Schleimlösung als auch den Abtransport des Schleims. Darüber hinaus kommt es durch die Ausatmung zu einer Luftströmung, die den Schleim in Richtung Mund »mitreißt«.

Wichtig: Achten Sie darauf, dass Sie nicht zu früh aktiv ausatmen. Die Autogene Drainage können Sie im Sitzen und in Rücken- oder Seitenlage durchführen. Voraussetzung sind Konzentration und Körperwahrnehmung sowie die Anleitung durch einen Fachmann.

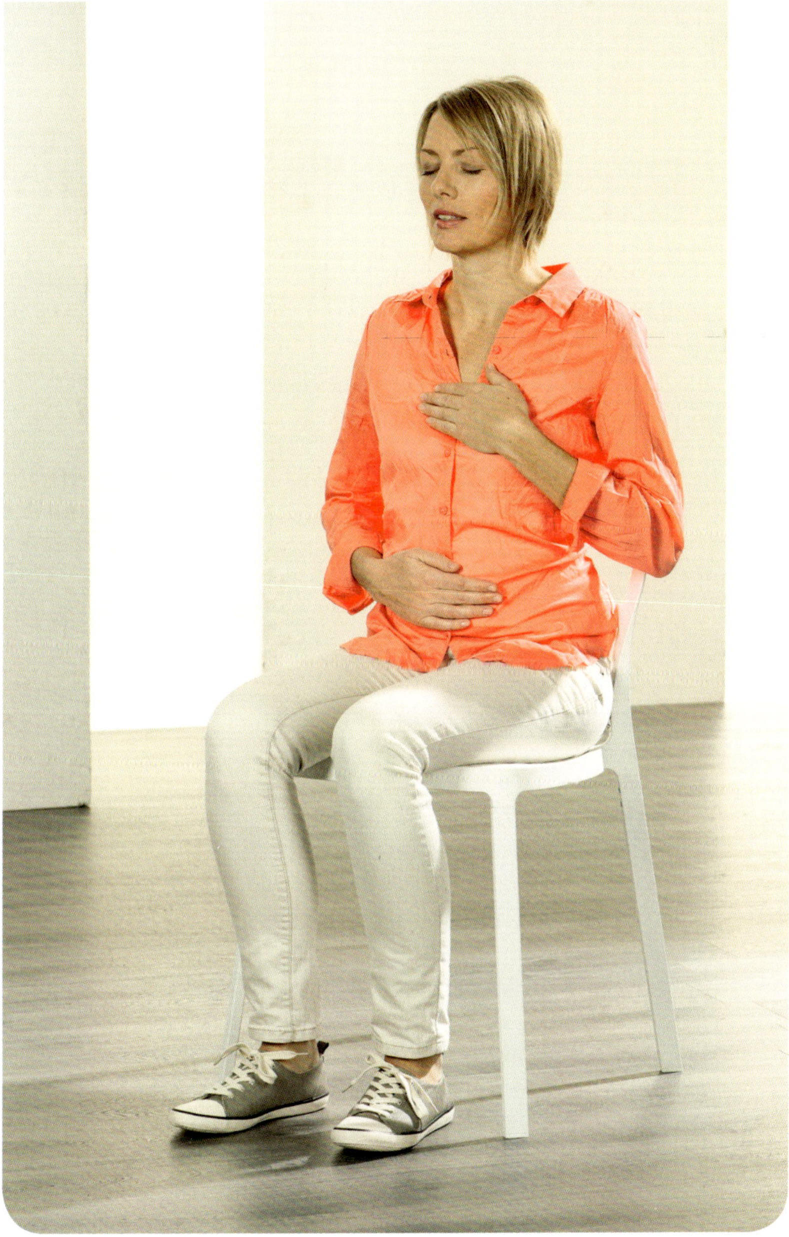

Atmen Sie nach der Lippenbremse aktiv aus.

Rund um den Husten

Mithilfe einer speziellen Hustentechnik können Sie die überlastete Hustenmuskulatur unterstützen.

Der Husten ist eigentlich ein sehr wichtiger Schutzmechanismus und dient der Reinigung der oberen Atemwege. Die Hustenrezeptoren sitzen in der Schleimhaut des Kehlkopfs, der Luftröhre und der großen Bronchien. Wirksam ist der Husten nur in den oberen Luftwegen bis hinab zu den größeren Bronchien. Die Hustenrezeptoren melden dem Gehirn bei Reizung durch Schleim, Fremdkörper, Reizgase oder kalte Luft, dass sich etwas in den Luftwegen befindet, was dort nicht hingehört. Dadurch wird der Hustenreflex ausgelöst und Schleim oder irgendwelche Fremdkörper werden herausgeschleudert.

Die enorme Belastung für den Körper beim Husten ist schnell erklärt: Nach tiefer Einatmung wird der Kehlkopfdeckel verschlossen und die Hustenmuskulatur, die wie ein Korsett angeordnet ist, wird maximal angespannt. Durch das schlagartige Öffnen des Kehlkopfdeckels wird die Luft in den Atemwegen stark beschleunigt und reißt den Schleim aus den Atemwegen mit sich.

Das »Problem« beim Husten

Das Problem dabei ist, dass beim Husten im Brustkorb und in der Lunge ein sehr hoher Druck entsteht. Für ein instabiles Bronchialsystem ist der enorme Druck gefährlich, denn die Atemwege können zugedrückt werden. Außerdem werden die Gefäße komprimiert und dadurch das Herz-Kreislauf-System belastet. Durch den Druckanstieg kann es zu einer Inkontinenz während des Hustens kommen. Hier helfen Ihnen Techniken, die den Druck reduzieren und die Atemwege offenhalten.

Hustentechniken

Durch Hustentechniken lässt sich hoher Druck beim Husten vermeiden und die Atemwege können offengehalten werden. Durch körperliche Belastung kommt es zur Sekretlösung und somit zum vermehrten Abhusten. Der Mechanismus ist auf die vertieften Atemzüge zurückzuführen: Durch sie kommt es zur verstärkten Erweiterung und Verengung der Atemwege, wodurch sich Sekret von den Bronchialwänden ablöst.

Produktiv-effektiver Husten: Beim sogenannten produktiven Husten wird der Husten durch den Schleim verursacht. Man spricht von produktiv-effektivem Husten, wenn beim Husten sofort Schleim herausbefördert werden kann.

Produktiv-ineffektiver Husten: Produktiv-ineffektiver Husten liegt vor, wenn der Schleim trotz häufigem und starkem Husten nur unvollständig herausbefördert werden kann bzw. wenn der Schleim noch nicht weit genug nach oben transportiert werden konnte. Dieser Hustenreiz sollte wenn möglich verhindert bzw. gelindert werden. Eine hilfreiche Übung ist das Räuspern (Seite 56).

Unproduktiver Husten: Bei unproduktivem Husten wird der Husten nicht durch Schleim, sondern durch Rauch, Gase oder Entzündungsvorgänge verursacht. Man spricht dabei von Reizhusten. Gerade bei unproduktivem Husten sind die Techniken zur Hustenvermeidung besonders wichtig. Hilfreiche Übungen finden Sie ab »Ausatmen gegen Widerstand« (Seite 57).

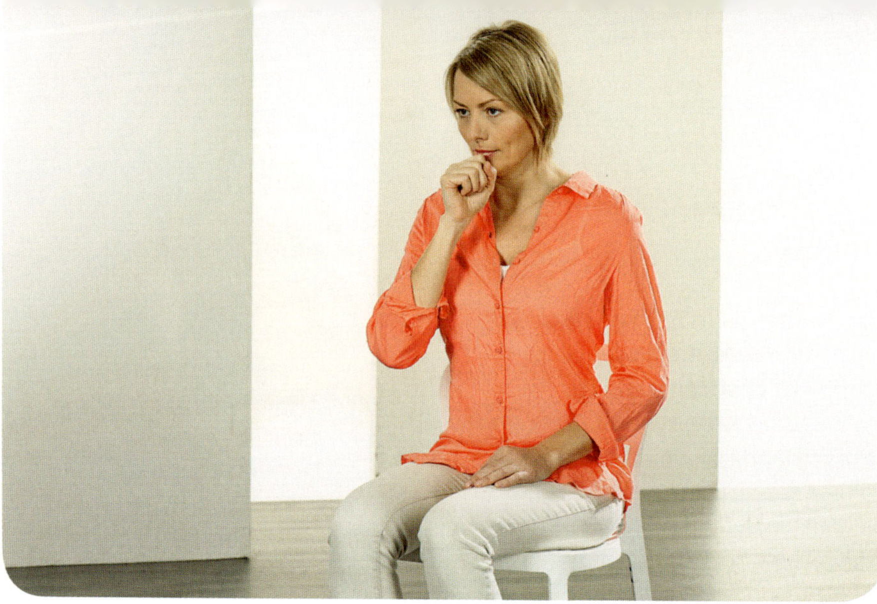

▲ Ein sanftes Räuspern befördert Schleim nach oben.

Räuspern

- Um beim produktiv-ineffektiven Husten zu hohen Druck zu vermeiden, versuchen Sie, die Kraft »herauszunehmen« und den Schleim lediglich mit einem Räuspern nach oben zu befördern.

- Atmen Sie mäßig tief durch die Nase ein und unter Anwendung der Lippenbremse wieder aus.

- Sie schaffen dann das Sekret mit einem Räuspern heraus.

Wichtig: Zu häufiges Räuspern kann die Stimmbänder überlasten. Die Übung sollten Sie deshalb nicht zu oft durchführen.

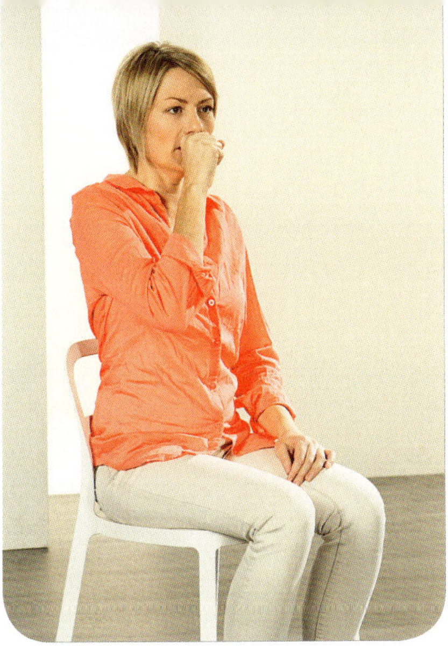

Beim Husten sollten Sie nichts mehr im Mund haben.

Husten gegen Widerstand

Die folgenden Übungen sind für den unproduktiven Husten geeignet.

- Versuchen Sie, die Speichelbildung durch ein warmes Getränk, ein Bonbon oder Honig anzuregen.

- Husten Sie gegen die locker geschlossenen Lippen oder den Fausttunnel an.

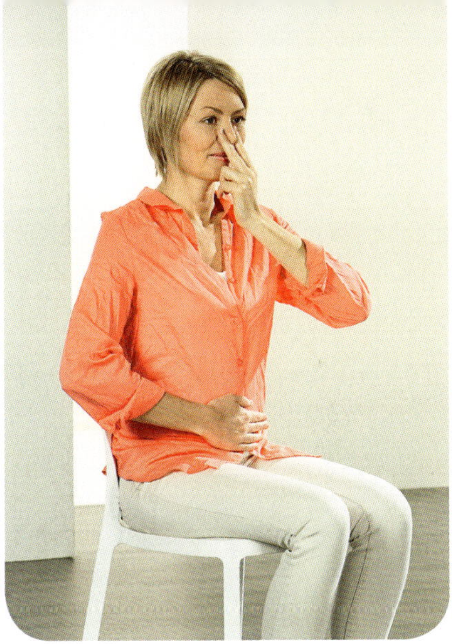

Setzen Sie den Gabelgriff ganz behutsam an.

Ausatmen gegen Widerstand

- Setzen Sie sich aufrecht auf einen Stuhl. Atmen Sie mithilfe der Bauchatmung.

- Engen Sie die Nasenflügel durch Zeige- und Mittelfinger leicht ein (= Gabelgriff).

- Atmen Sie langsam ein und halten Sie die Luft kurz an. Atmen Sie durch die Lippenbremse wieder aus.

Das hilft bei langjährigem Husten

Bei langjährigem Husten ist die Hustenmuskulatur sehr erschöpft, wodurch sich auch eine Harninkontinenz entwickeln kann. Dagegen können Sie etwas tun!

Der Überkreuzgriff

- Bei langjährigem Husten ist die Hustenmuskulatur immer weniger in der Lage, das Husten ausreichend zu unterstützen. Deshalb muss die Aufgabe übertragen werden. Durch Einsatz Ihrer Arme können Sie die Muskelkorsettfunktion der Hustenmuskulatur stabilisieren.
- Setzen Sie sich aufrecht hin, um die Ausgangsposition für den Hustenstoß zu optimieren.
- Überkreuzen Sie die Unterarme vor dem Bauch und legen sie wie ein Korsett an.
- Atmen Sie tief ein und unterstützen Sie den Hustenstoß durch einen Druckaufbau Ihrer Arme auf den Bauch.

Die Drehposition

- Durch die starke Druckbelastung bei jahrelangem Husten kann sich eine Harninkontinenz entwickeln. Durch die Drehposition beim Hustenstoß wird der »Ausgang nach unten abgedreht« und so kann der Urinabgang vermindert oder sogar verhindert werden.
- Atmen Sie aufrecht tief ein.
- Drehen Sie sich während des Hustenstoßes mit dem Oberkörper zur Seite.

» 1: Die Drehbewegung wird schnell zur Routine.

» 2: Den Druck auf den Bauch regulieren Sie darüber, wie eng Ihre Arme anliegen.

» 3: Husten Sie mithilfe des Drucks.

1

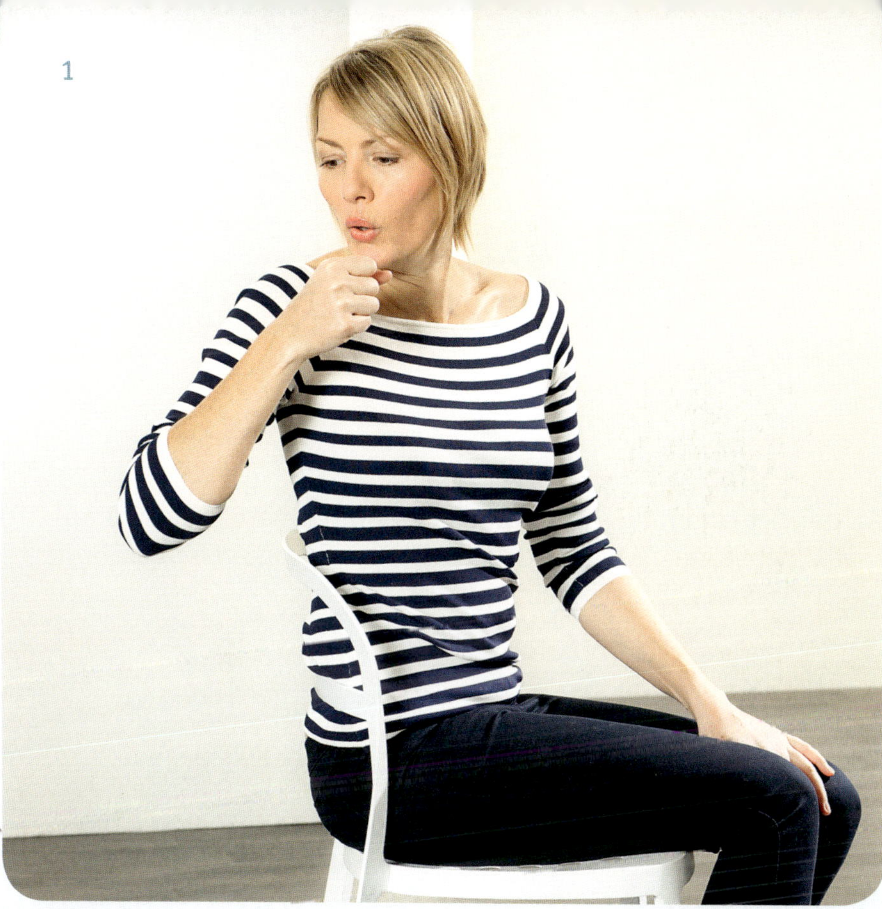

2

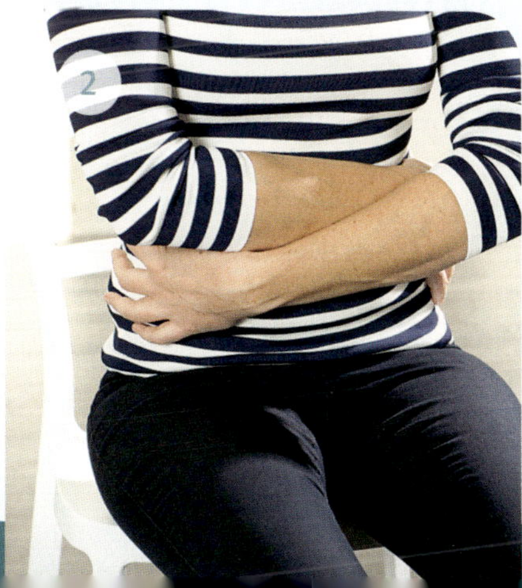

3

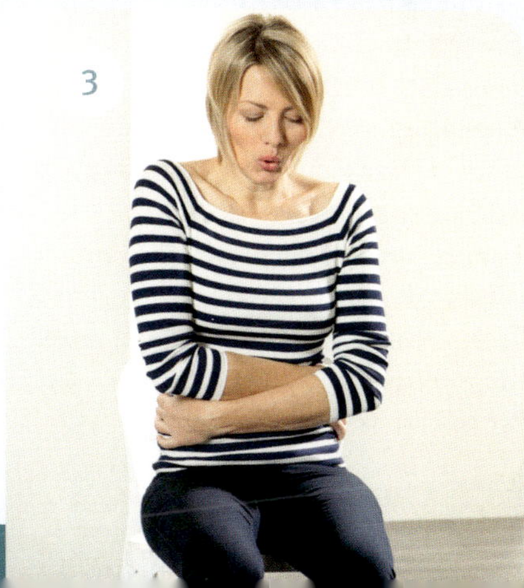

Tipps für den Alltag

Achten Sie auch bei Ihren Alltagsaktivitäten ganz bewusst auf Ihre »Tagesform«. Legen Sie ihre Verschnaufpausen nach Bedarf ein und überfordern Sie sich nicht!

Reagieren Sie auf »schlechtere« Tage, an denen Ihre Leistungsfähigkeit deutlich eingeschränkt ist, am besten so: Steuern Sie Ihre Alltagsbelastung bewusst über ein langsameres Tempo. Versuchen Sie bewusst, etwas tiefer einzuatmen und mithilfe der Lippenbremse etwas langsamer auszuatmen. Sie ökonomisieren dadurch Ihre Atmung und verringern Ihre Atemnot. Lernen Sie, Dinge langsam anzugehen, und messen Sie sich dabei nicht an Ihrem bisherigen Tempo.

Wenn Sie sich durch Bücken, Heben und Tragen belasten, denken Sie daran, Ihre Ausgangsposition möglichst so zu optimieren, dass die Atmung möglichst wenig eingeschränkt wird. Teilen Sie die Bewegung in einzelne Abschnitte auf und koordinieren Sie die Teilbewegungen mit Ihrem Atemrhythmus.

Im Folgenden finden Sie viele Tipps für ein rücken- und atmungsgerechtes Alltagsverhalten.

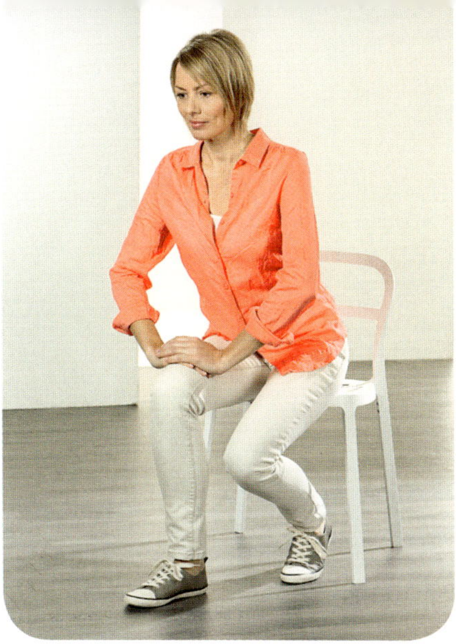

Setzen Sie sich am besten vorne auf die Stuhlkante.

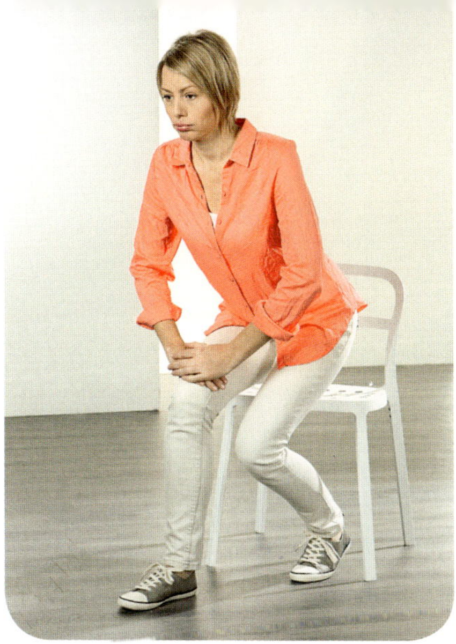

Halten Sie den Rücken gerade und drücken Sie sich mit der Ausatmung nach oben.

Vom Sitz in den Stand

- Setzen Sie sich in Schrittstellung auf einen Stuhl.
- Die Zehenspitzen zeigen nach vorne, und die Hände sind auf den Oberschenkeln des vorderen Beines gestützt, um das Aufstehen zu erleichtern.
- Beim Aufstehen atmen Sie über die Lippenbremse aus.
- Neigen Sie den Oberkörper nach vorne, verlagern Sie dabei das Gewicht auf beide Füße und drücken Sie sich mit der Ausatmung nach oben in den Stand.

Variante: Führen Sie die oben beschriebene Übung mit einem Rucksack durch, den Sie unterschiedlich schwer packen.

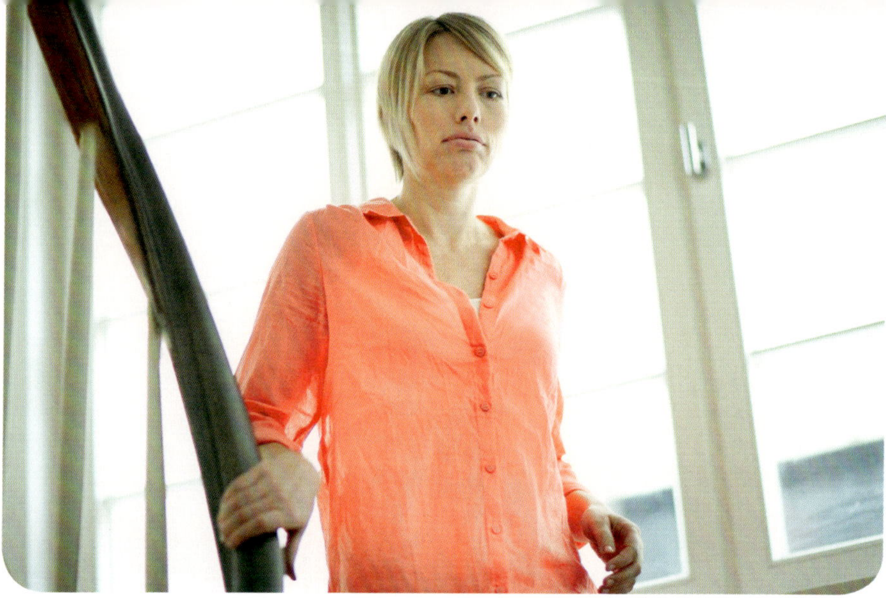

Öfter mal die Treppe anstatt den Aufzug zu nehmen hält Sie fit und stärkt auch Ihre Atemmuskulatur.

Treppabwärtsgehen

- Häufig ist das Treppensteigen ein großes Problem. Hilfreich sind eine kräftige Beinmuskulatur, die Anwendung der Atemtechnik und ein Gehtempo, das an den Atemrhythmus angepasst ist.

- Beginnen Sie zunächst mit dem Treppabwärtsgehen. Die Atemnot fällt hier deutlich geringer aus als beim Aufwärtsgehen. Für das Abwärtssteigen gelten aber dieselben Regeln bezüglich Atemtechnik und Gehtempo.

- Wählen Sie ein für Sie angemessenes Tempo.

- Atmen Sie bei der Belastung mit der Lippenbremse aus.

- Als Hilfestellung können Sie zu Beginn das Treppengeländer nutzen.

- Setzen Sie nach Bedarf Verschnaufpausen ein.

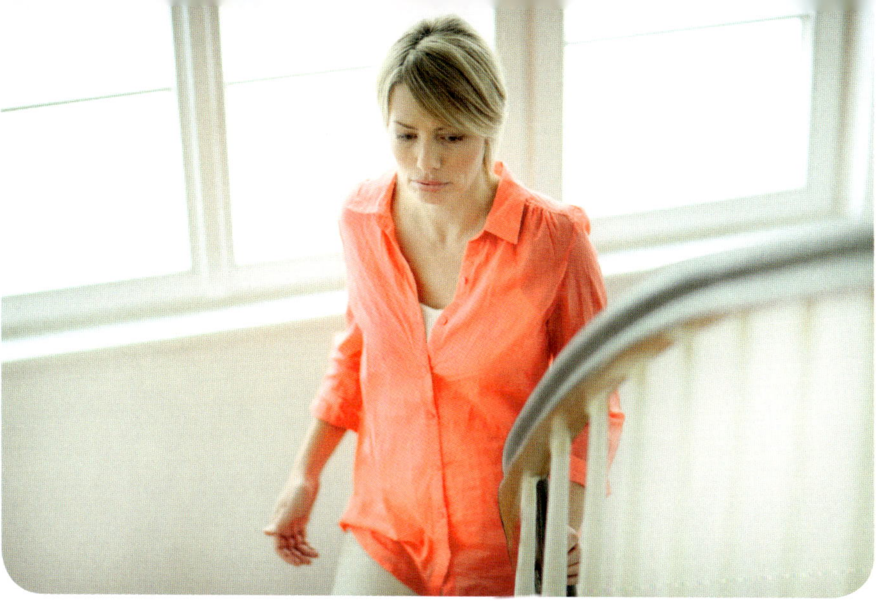

Achten Sie darauf, sich nicht am Treppengeländer hochzuziehen.

Treppaufwärtsgehen

- Stellen Sie ein Bein auf die erste Treppenstufe.

- Atmen Sie mithilfe der Lippenbremse aus, und steigen Sie eine Stufe nach oben.

- Sie können bei Bedarf nach jeder Stufe eine Pause einlegen. Wichtig ist, Ihren Bewegungsrhythmus zu finden und diesen mit der Atmung zu koppeln.

- Haben Sie den richtigen Rhythmus von Bewegung und Atmung gefunden? Dann versuchen Sie, mit der Ausatmung über die Lippenbremse mehrere Treppenstufen nach oben zu steigen.

- Steigen Sie jetzt sowohl mit der Einatmung als auch mit der Ausatmung die Treppen nach oben. Achten Sie jedoch darauf, mit der Ausatmung mindestens eine Treppenstufe mehr zu steigen.

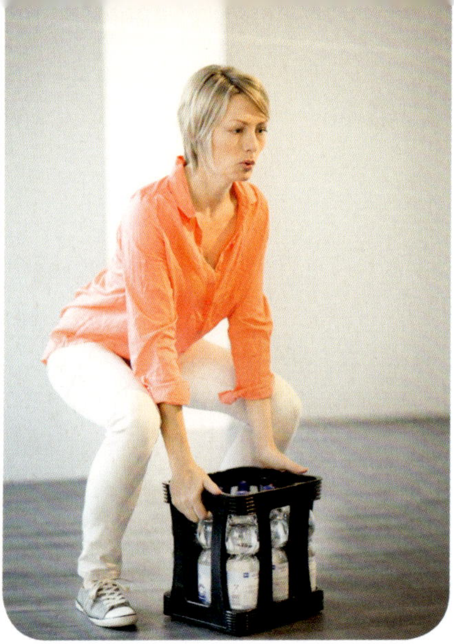

Halten Sie den Rücken gerade.

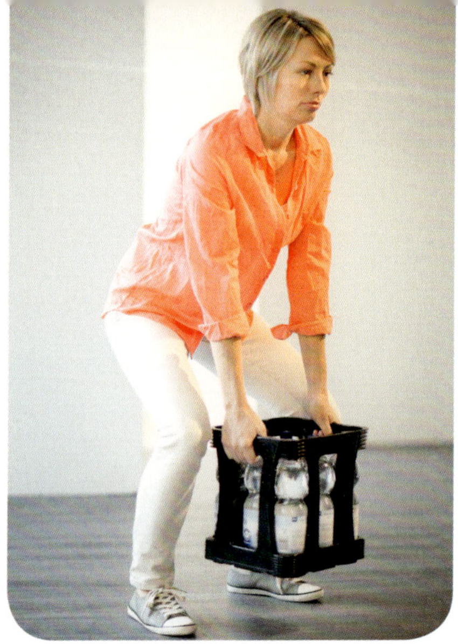

Diese Haltung schont auch Ihren Rücken.

Sprudelkiste hochheben

- Stellen Sie sich in Grätschstellung so nah wie möglich an die Sprudelkiste.
- Gehen Sie beim Ausatmen über die Lippenbremse in die Knie, legen Sie dann die Hände an die Kiste und atmen Sie dabei ein.
- Drücken Sie sich mit der Beinkraft nach oben, atmen Sie dabei über die Lippenbremse aus und halten Sie das Gewicht eng am Körper.
- Beim Abstellen der Kiste atmen Sie ebenfalls über die Lippenbremse aus.
- Steigern Sie bei der Übung langsam das Gewicht, indem Sie die Kiste nach und nach beladen.

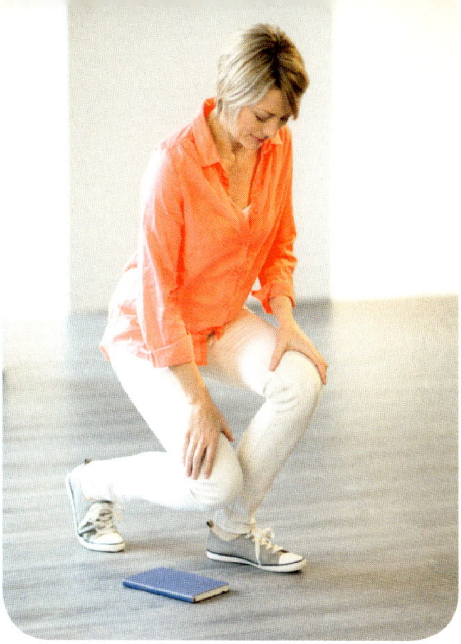

⬆ Setzen Sie Ihre Beinkraft ein.

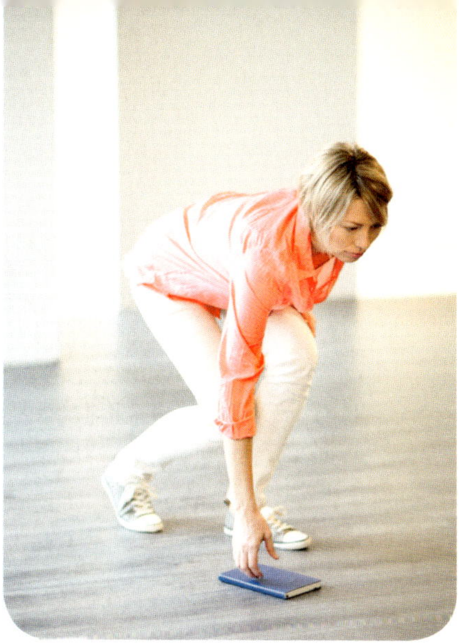

⬆ Lassen Sie sich beim Bücken Zeit und atmen Sie ruhig.

Gegenstand aufheben

- Stellen Sie sich in Schrittstellung hin, und lassen Sie sich beim Ausatmen über die Lippenbremse in den Kniestand absinken.

- Stützen Sie sich dabei mit den Händen auf den Oberschenkeln ab.

- Atmen Sie im Kniestand ein, bevor Sie den Oberkörper mit geradem Rücken nach vorne neigen und über die Lippenbremse ausatmen.

- Nachdem Sie den Gegenstand umfasst haben, atmen Sie ein, drücken sich dann beim Aufstehen mit einer Hand auf dem Oberschenkel ab und atmen dabei aus.

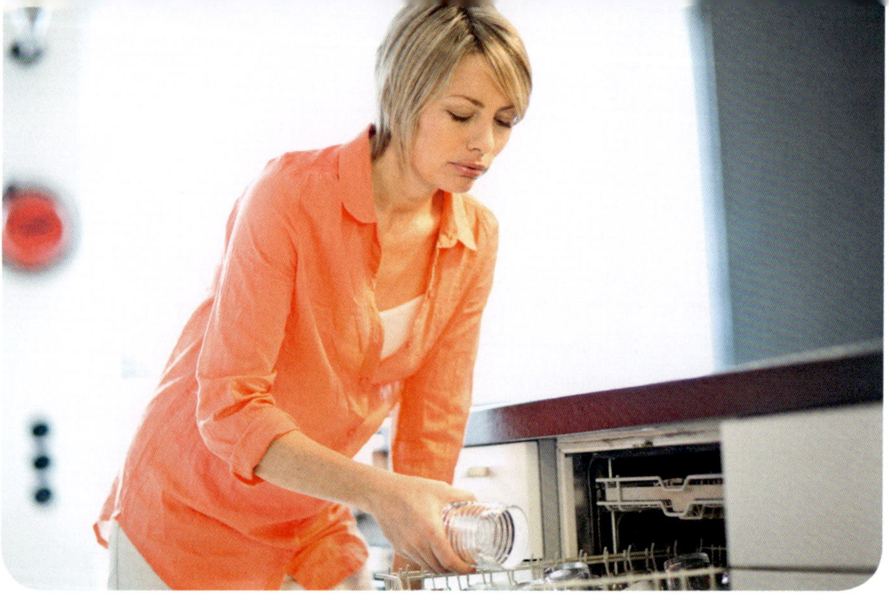

Nehmen Sie immer nur ein Geschirrstück, damit Sie immer eine Hand zum Abstützen freihaben.

Geschirrspüler einräumen

- Stellen Sie sich in Schrittstellung hin, atmen Sie ein und setzen Sie die Lippenbremse an.

- Neigen Sie den Oberkörper mit der Ausatmung über die Lippenbremse nach vorne, stützen Sie sich dabei mit einer Hand ab und räumen Sie das Geschirr ein.

- Atmen Sie wieder ein, und richten Sie sich mit der Ausatmung über die Lippenbremse auf.

- Richten Sie sich während des Einräumens immer wieder auf und legen Sie bei Bedarf Verschnaufpausen ein.

- Kontrollieren Sie Ihr Tempo.

Bücken, Heben, Tragen

Wenn Sie sich nach vorne beugen oder bücken, wird der Brustkorb eingeengt und so die Entfaltungsmöglichkeit der Lunge eingeschränkt. Achten Sie deshalb darauf, tiefes Bücken und Nach-vorne-Beugen zu vermeiden, indem Sie zu Hilfsmitteln wie Hocker, verlängertem Schuhlöffel etc. greifen.

Beim Bücken, Heben und Tragen ist es wichtig, die Wirbelsäule inklusive der Bandscheiben gleichmäßig zu belasten und die Bewegungen mit angepasster Atemtechnik auszuführen. Das bedeutet für Sie: Heben und Tragen Sie Gegenstände mit geradem Rücken, möglichst nah am Körper, und verteilen Sie die Lasten auf beide Arme. So schonen Sie Ihren Rücken und Ihre Atemmuskulatur. Ihr Atemrhythmus bestimmt dabei das Bewegungstempo!

Wichtig: Grundsätzlich gilt, dass Sie schwere Gegenstände nur heben und tragen sollten, wenn Ihre Rücken- und Beinmuskulatur für die Belastung trainiert sind. Im Sanitätsfachhandel erhalten Sie eine Vielzahl von Hilfsmitteln, die Ihnen den Alltag erleichtern – zum Beispiel: verlängerter Schuhlöffel, Duschhocker, Greifzange, Toilettensitzerhöhung, höhenverstellbares Bett etc. Lassen Sie sich durch einen Fachmann beraten. Ein häufig eingesetztes Hilfsmittel ist der Rollator. Durch den Einsatz dieser Gehhilfe können Sie Ihren Oberkörper wie bei den atemerleichternden Positionen abstützen und verringern so die Atemnot. Darüber hinaus können Sie Ihre Einkäufe oder auch Ihren Sauerstoffbehälter ohne zusätzlichen Kraftaufwand ganz einfach transportieren.

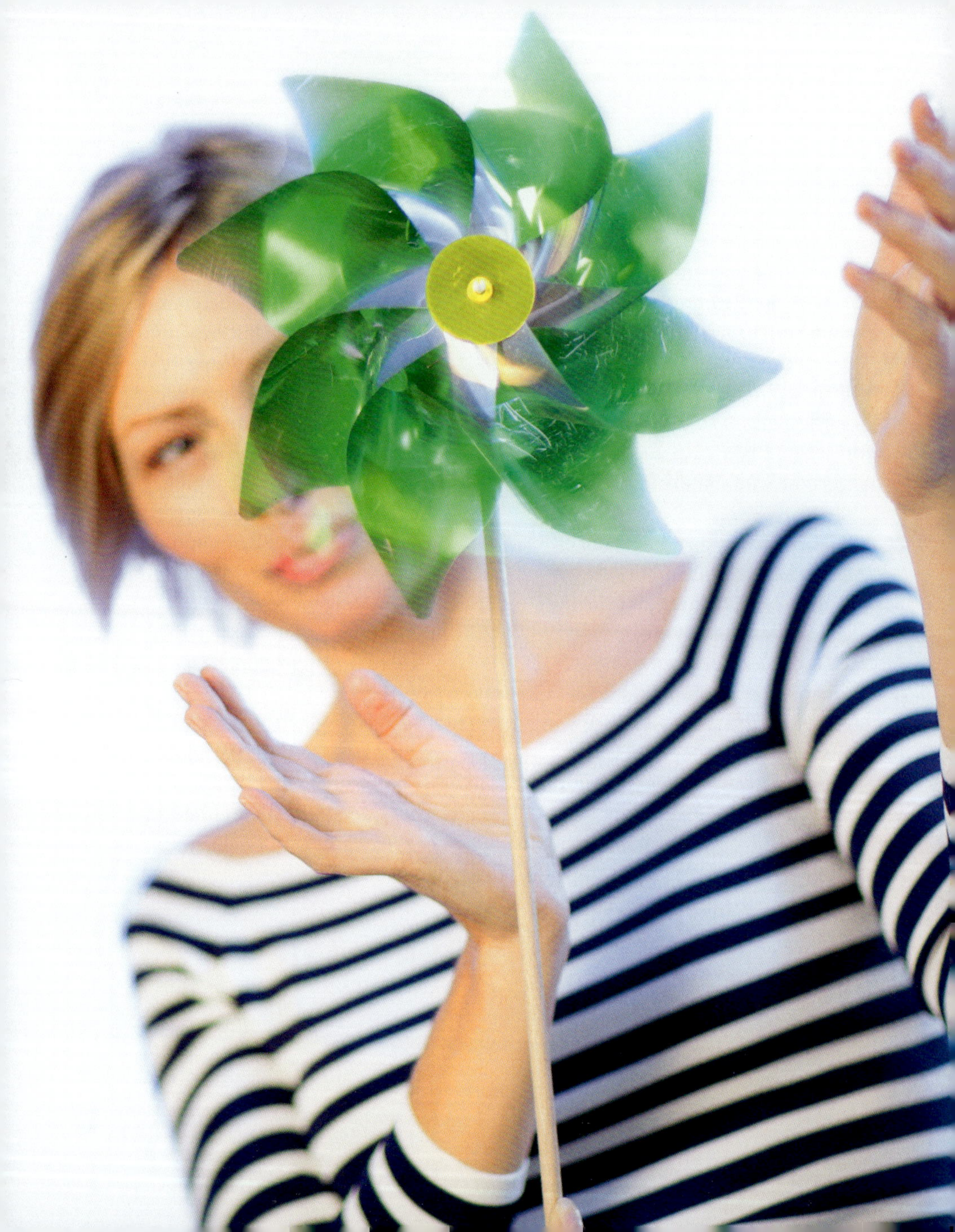

Körperliches Training

Körperliches Training lindert die Beschwerden bei Asthma und COPD nicht nur kurzfristig, sondern beugt auch langfristig Atemproblemen vor.

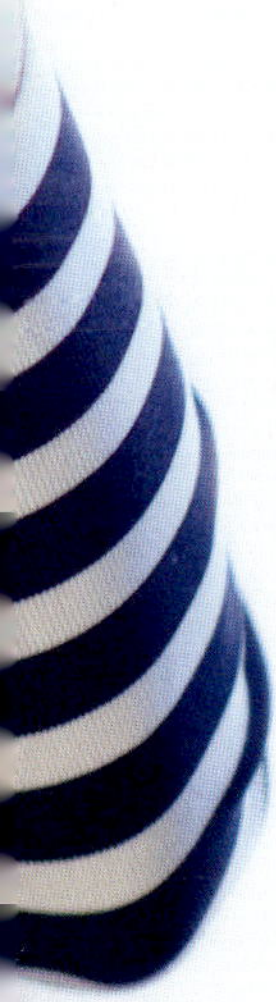

Belastungsfähigkeit trainieren

Die Veränderungen in der Lunge lassen sich nicht aufhalten, aber durch gezielte Sporttherapie sind eine Steigerung der Leistungsfähigkeit und eine Verringerung der Atemnot möglich.

Bei körperlicher Belastung auftretende Atemnot ist nicht nur durch die Atemwegserkrankung selbst verursacht, sondern häufig die Folge der Vermeidung von Belastungen. Die Leistungsschwäche der Betroffenen ist also auch mit auf den chronischen Bewegungsmangel zurückzuführen.

Jedoch ist eine Sporttherapie nur mit angepasster Atemtechnik sinnvoll. Bevor es Sinn macht, mit dem körperlichen Training zu beginnen, sollten Sie die grundlegenden Atemtechniken beherrschen, die wir Ihnen im Buchteil Atemübungen und -techniken (Seite 31) vorgestellt haben. Dazu gehören: die Fähigkeit, die Atmung mit dem Bewegungsrhythmus zu koppeln, das Weithalten der Atemwege – unter anderem durch die Lippenbremse – und das Verhalten in Notfallsituationen.

Mehrere wissenschaftliche Studien belegen, dass regelmäßiges Training zu einer Verringerung der Atemnot bei Belastung und zu einer Steigerung der körperlichen Belastbarkeit führt. Es gilt als die wichtigste und effektivste nichtmedikamentöse Maßnahme bei Asthma und COPD. Es stellt außerdem ein wirksames Mittel zur psychischen Krankheitsbewältigung dar.

Nicht zu viel zumuten

An dieser Stelle möchten wir noch einmal darauf hinweisen, dass dieses Buch eine fachliche Anleitung für ein Kraft- und Ausdauertraining nicht ersetzen kann – Sie können die hier vorgeschlagenen Tipps und Übungen aber unterstützend einsetzen. Wenn Sie bereits an einem körperlichen Trainingsprogramm in einer Rehaklinik oder einer Lungensportgruppe teilgenommen haben, werden Sie in der Lage sein, ein eigenständiges Trainingsprogramm durchzuführen. Das Buch soll Ihr Wissen darüber auffrischen. Sind Sie allerdings »Neueinsteiger«, dann sollten Sie mit einem systematischen körperlichen Training beginnen – anfangs nur unter fachlicher Anleitung und erst nach einer eingehenden Untersuchung durch Ihren Arzt. Erkundigen Sie sich nach Lungensportgruppen oder Physiotherapiepraxen mit Schwerpunkt Atemtherapie, die Ihnen auf Ihr Krankheitsbild und Ihren Leistungsstand abgestimmte Trainingspläne erstellen.

Durch Sport erzielen Sie:

- Verringerung der Atemnot
- höhere Leistungsfähigkeit und damit bessere Alltagsbewältigung
- Steigerung der Kraftausdauer
- Schleimlösung und leichteres Abhusten
- Reduzierung der Überblähung
- Verbesserung der Brustkorbbeweglichkeit
- Herabsetzen der Infektanfälligkeit
- Steigerung der Lebensqualität durch aktive Teilnahme am Leben
- Risikosenkung bei der Entwicklung von Begleiterkrankungen (Osteoporose, Diabetes mellitus, Übergewicht)

Kein Hochleistungssport

Wenn von Bewegungs- oder Sporttherapie die Rede ist, sprechen wir nicht von Spitzen- oder Hochleistungssport:

Sie sollen in der Sporttherapie nicht Höchstleistungen absolvieren oder Wettkämpfe bestreiten, sondern mithilfe der Sporttherapie Ihre körperliche Leistungsfähigkeit steigern, die Atemnot verringern und so wieder aktiv Ihr Leben gestalten können.

Wichtig ist, dass Sie anhand der Sporttherapie lernen, wie leistungsfähig Sie trotz der Erkrankung sind und sich wieder zutrauen, sich körperlich zu belasten und zu fordern. Denn Ihre Erkrankung und Bewegung schließen sich keineswegs aus – ganz im Gegenteil. Sie werden durch körperliches Training fitter und stärken Ihre Atemmuskulatur.

Vieles im Alltag wird als zu anstrengend empfunden, man ist schnell außer Atem, muss ständig Pause machen und meidet zwangsläufig jegliche Anstrengung. So wird man immer weniger belastbar. Diesen Teufelskreis können Sie durchbrechen!

Körperliches Training ist bei allen Schweregraden der Erkrankung möglich – entscheidend dabei ist, dass Sie sich richtig und entsprechend Ihrer individuellen Leistungsfähigkeit belasten!

Atemnot und Kurzatmigkeit unterscheiden. Atemnot haben Sie aufgrund Ihrer Erkrankung – ein lungenspezifisches Problem. Kurzatmigkeit hingegen wird ausgelöst durch fehlende Fitness und mangelndes körperliches Training. Beides führt dazu, dass Sie schlecht Luft bekommen. Sie merken jedoch nicht, ob dies durch die Krankheit oder den Trainingsmangel ausgelöst wird. Die Atemnot kann man jedoch durch angepasstes Training lindern – versprochen!

Wie häufig trainieren?

Die aktuellen wissenschaftlichen Empfehlungen zur Leistungssteigerung lauten: mindestens zwei bis drei Einheiten Sport pro Woche à 45–70 Minuten pro Einheit, je nach Training (Kraft, Ausdauer und Beweglichkeit). Trotzdem gilt: Überfordern Sie sich nicht! Die Therapiemaßnahmen zur Verbesserung der individuellen Symptome von Asthma und COPD (Atemnot, Husten, Auswurf, Überblähung etc.) müssen zusätzlich zum sportlichen Training durchgeführt werden. Das bedeutet, Maßnahmen zur Schleimlösung, Entblähungsübungen, Hustentechniken, Selbstüberwachung mit dem Peak Flow bei Asthma, Medikamenteneinnahme etc. müssen Sie täglich und unabhängig vom Training durchführen. Nur so erzielen Sie eine dauerhafte Verbesserung Ihrer Beschwerden.

Das ABC der Sporttherapie

- Körperliches Training ist nur mit einer angepassten Atemtechnik sinnvoll.
- Wichtig ist ein behutsamer Einstieg in die Sport- und Bewegungstherapie – überfordern Sie sich nicht!
- Belasten Sie sich immer nur so stark, wie es Ihre Tagesform zulässt: »Horchen Sie in sich hinein, und sagen Sie wenn nötig ›Stopp‹!«
- Halten Sie Ihre Medikamente immer griffbereit!
- Wenn Sie ermüden, legen Sie eine Pause ein.
- Legen Sie feste Trainingszeiten für sich fest und bestimmen Sie den Inhalt vorher.
- Erste Verbesserungen der Beschwerden treten bei regelmäßig durchgeführtem Training frühestens nach vier bis sechs Wochen ein.
- Erste Verbesserungen der Beschwerden können nur bei regelmäßigem Training erhalten bleiben.
- Mehrere kurze Übungseinheiten in der Woche sind effektiver als eine einzelne lange Einheit.
- Steigern Sie zunächst den Umfang langsam, erst dann die Intensität.
- Sporttherapie ist kein Hochleistungssport, sondern das oberste Ziel dabei ist Ihr Wohlergehen.
- Verzichten Sie bei einem akuten Infekt auf Sport.
- Haben Sie Geduld! Setzen Sie sich nicht unter einen unrealistischen Erfolgsdruck.

Bevor die ersten Schweißperlen rollen ...

Bevor Sie loslegen, sollten Sie eine eingehende Untersuchung bei Ihrem Arzt durchführen lassen. So lassen sich mit den Werten einer Spiroergometrie Ihre Trainingsintensitäten bestimmen.

Sie müssen lernen, Ihre Tagesform anhand eines sogenannten Eigenbefundes (Wie fühle ich mich? Wie ist meine Atemfrequenz? Enge/Weite der Atemwege? Wie viele Treppen schaffe ich heute? etc.) selbst einzuschätzen und das Trainingsprogramm darauf abzustimmen.

- Überprüfen Sie vor, während und nach den Übungen Ihre Werte anhand Peak-Flow-Meter, Pulsoxymeter, Herzfrequenzmessung und der Borg-Skala (Seite 75). Nur so bekommen Sie eine Vorstellung über Ihren gegenwärtigen Zustand, über die Beanspruchung, die Sie sich zumuten können und über den Leistungsfortschritt.
- Überprüfen Sie Ihre Medikamenteneinstellung – haben Sie beispielsweise vor der Belastung gesprüht?
- Haben Sie Ihre Notfallmedikamente griffbereit? Beachten Sie besondere Umstände, z. B. bei Diabetes mellitus oder anderen Begleiterkrankungen, die zusätzlich behandelt werden müssen.
- Haben Sie vor Beginn der Übungen ausreichend getrunken?
- Nie mit vollem Bauch üben. Denken Sie daran: Ihre letzte große Mahlzeit sollte mindestens zwei Stunden zurückliegen.

Die richtige Dosis finden

Wenn Sie sich zu Hause körperlich betätigen möchten, ist es grundlegend, dass Sie sich nicht überlasten, sondern in der Lage sind, sich entsprechend Ihres Leistungsniveaus zu belasten.

Wichtige Messwerte in der Steuerung der Trainingsintensität sind:

Peak-Flow-Messung

Peak-Flow-Werte zeigen die Weite/Enge Ihrer Atemwege an und stellen vor allem bei Asthma ein »Frühwarnsystem« dar. Das Gerät macht quasi eine sogenannte kleine Lungenfunktionsmessung. D. h. anhand Ihrer Peak-Flow-Werte sind Sie in der Lage, frühzeitig und angemessen auf eine Verschlechterung (z. B. einen Infekt) zu reagieren.

Ausführliche Informationen zur Peak-Flow-Messung, Handhabung und Dokumentation erhalten Sie bei Ihrem Arzt oder in asthmaspezifischem Informationsmaterial.

Herzfrequenzmessung

Die Herzfrequenz zeigt die Belastung des Herz-Kreislauf-Systems an und kann manuell oder mit einem Pulsmesser gemessen werden. Für ein systematisches Ausdauertraining bedarf es einer Untersuchung durch einen Arzt. Anhand der Ergebnisse können die Herzfrequenzbereiche, innerhalb derer Sie trainieren sollten, festgelegt werden. Optimal bei fortgeschrittener Erkrankung der Atmungsorgane ist die gleichzeitige Kontrolle der Sauerstoffsättigung (siehe unten).

Messung der Sauerstoffsättigung

Mit einem Sensor, der meistens am Finger angebracht wird, messen Sie den Sauerstoffgehalt im Blut. Über die Sauerstoffsättigung erhalten Sie Auskunft darüber, ob die Lunge ausreichend Sauerstoff liefern kann. Fällt die Sauerstoffsättigung während einer Belastung für längere Zeit unter 90 %, so belasten Sie sich zu intensiv und müssen eine Pause machen. In diesem Fall sollten Sie mit Ihrem Arzt Rücksprache halten.

Borg-Skala für Schweregrad der Atemnot

Die in der Handhabung einfache und geräteunabhängige Methode, um Ihren Belastungsgrad zu kontrollieren, ist die sogenannte Borg-Skala. Hierbei ist Ihre Körperwahrnehmung und Selbsteinschätzung gefragt: Mit der Borg-Skala schätzen Sie ihr subjektives Empfinden der Atemnot auf einer Skala von 0–10 ab. Denn Atemnot wird von jedem Menschen individuell empfunden und kann nicht wie die Herzfrequenz oder der Blutdruck gemessen werden. Dabei entspricht der Wert »0« dem Empfinden von »gar keine Atemnot«, und der Wert »10« einer »maximalen Atemnot«.

Die Nutzung der Borg-Skala setzt eine gute Körperwahrnehmung und ein wenig Übung voraus. Die Unterstützung durch einen Arzt oder eine Lungensportgruppe hilft Ihnen bei der Nutzung der Borg-Skala und weiteren Kontrolldaten (Herzfrequenz, Sauerstoffsättigung).

Wichtig: Achten Sie darauf, dass Sie während der Belastung den Wert »3« auf der Borg-Skala nicht überschreiten.

Asthma und körperliche Belastung

Sport hat bei Asthma dieselben positiven Effekte wie bei COPD: Durch die Kräftigung der Muskulatur und durch das Ausdauertraining steigert sich die körperliche Leistungsfähigkeit. Allerdings kann körperliche Anstrengung eine Verengung der Atemwege verursachen und somit einen Asthmaanfall auslösen. Man spricht dabei von einem Anstrengungsasthma. Die Ursache von Anstrengungsasthma ist eine Verstärkung der Atmung, die die Bronchialschleimhaut abkühlen lässt. Dies stellt einen Reiz dar und kann einen Asthmaanfall auslösen.

Trotzdem können Asthmatiker mit Anstrengungsasthma Sport treiben. Sie sollten jedoch vor jeder körperlichen Belastung an vorbeugende Maßnahmen denken und die körperliche Belastung dosiert und kontrolliert einsetzen, dann profitieren Asthmatiker von den Therapieeffekten des Sports.

Bei Asthma bitte beachten

- Vor Beginn der Belastung sollten Sie eine Peak-Flow-Messung machen. Treiben Sie nur bei stabilen Atemwegen Sport (grüne Ampelzone). Kontrollieren Sie auch während und im Anschluss an die Belastung und dokumentieren Sie die Werte in Ihrem Asthmatagebuch. So sehen Sie im Überblick, wie sich Ihre Lungenfunktion verändert.
- Halten Sie immer Ihre Notfallmedikamente und das Peak-Flow-Meter griffbereit.
- Zur Vermeidung der Verkrampfung der Atemwege wenden Sie 15 Minuten vor der Belastung Ihr Spray (kurz wirksames Betamimetikum) an.
- Achten Sie auf typische Auslöser eines Asthmaanfalls: Pollen, Staub, kalte Luft etc.
- Für Asthmatiker geeignete Sportarten sind jene, die längerfristige Ausdauerbelastungen mit geringer Intensität verbinden: Wandern, Walken, Radfahren, Joggen, Schwimmen, Wassergymnastik in relativ warmem Wasser, Spiele mit Wechsel von Belastung und Entlastung. Achten Sie darauf, sich nicht im Eifer zu überlasten.
- Für Asthmatiker eher ungeeignete Sportarten sind: lange Belastungen mit hoher Intensität, Sportarten in kalter und trockener Umgebung.
- Bei Anstrengungsasthma nimmt das Aufwärmen eine entscheidende Rolle ein: Durch ein angepasstes Aufwärmprogramm kann ein Anfallsschutz für die nachfolgende Belastungsphase gewährleistet werden.
- Sprechen Sie in diesem Fall mit Ihrem Arzt und lassen Sie sich von einer Lungensportgruppe unterstützen.

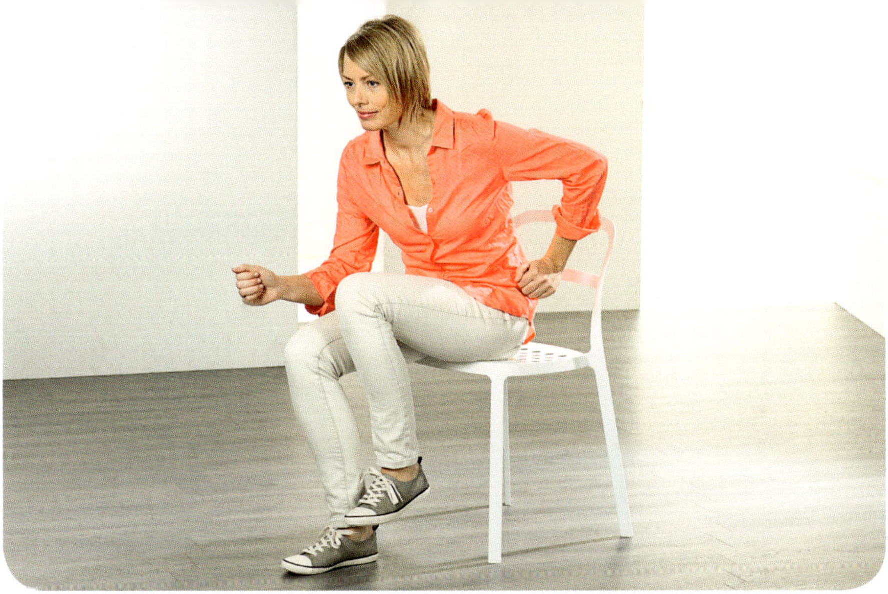

Integrieren Sie das Aufwärmen in Ihren Übungsplan.

Aufwärmen

- Bevor Sie mit Ihren Übungen beginnen, sollten Sie sich ein kleines geistiges und körperliches Aufwärmprogramm von ca. fünf bis zehn Minuten vornehmen: Sie bereiten damit Ihre Körperfunktionen (Herz-Kreislauf- und Atmungssystem, Muskulatur etc.) auf die nachfolgende Belastung vor. Auch Ihre Koordinationsfähigkeit wird erhöht, was Verletzungen vorbeugt. Darüber hinaus können Sie sich mit der Aufwärmphase geistig auf das nachfolgende Übungsprogramm einstellen.

- Um in Schwung zu kommen, können Sie im Stand auf der Stelle gehen. Dabei schwingen Sie die Arme rhythmisch mit.

- Variieren Sie die Beinbewegung: Füße abrollen, platt aufsetzen, auf Zehenspitzen bzw. Fersen gehen usw.

- Sie können das Gehen auf der Stelle auch sitzend durchführen. Oder Sie drehen draußen eine Runde. Koordinieren Sie die Bewegung mit Ihrer Atmung.

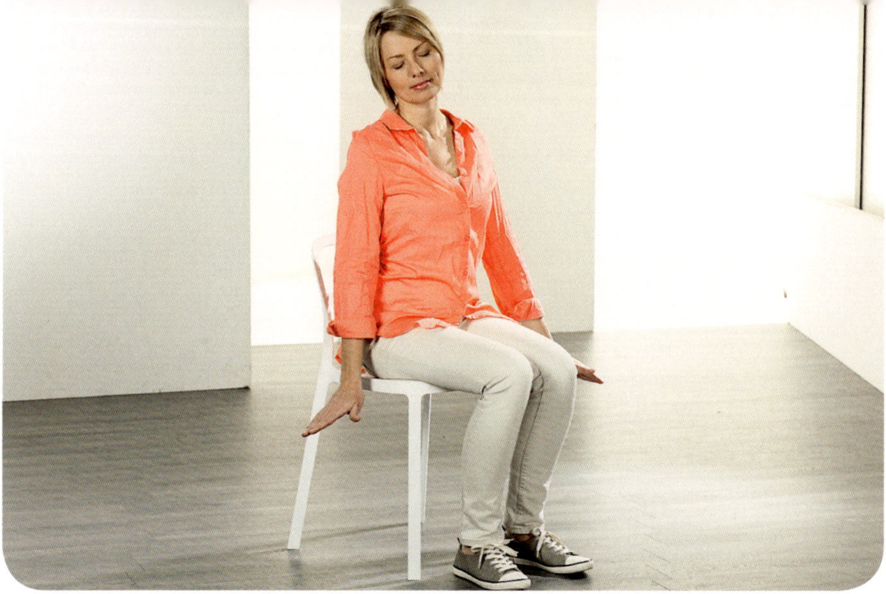

Diese Übung können Sie gut in den Alltag integrieren.

Dehnung der seitlichen Halsmuskeln

- Die nachfolgenden Übungen zur Dehnung der Muskulatur – hauptsächlich der Schulter- und Nackenmuskulatur sowie der Beinmuskulatur, die im Alltag ständig zum Einsatz kommt – sind sehr effektiv. Vor allem die Schulter- und Nackenmuskulatur neigt bei erhöhter Atemarbeit nämlich zu Verspannungen.

- Setzen Sie sich aufrecht auf einen Stuhl oder Sitzball.

- Drücken Sie beide Handflächen und Schultern nach unten, und neigen Sie den Kopf auf die Seite. Achten Sie darauf, dass Sie die Schultern unten halten und gleichmäßig weiteratmen.

- Halten Sie die Dehnposition jeweils ca. 15–20 Sekunden.

- Wiederholen Sie die Übung zweimal auf jeder Seite.

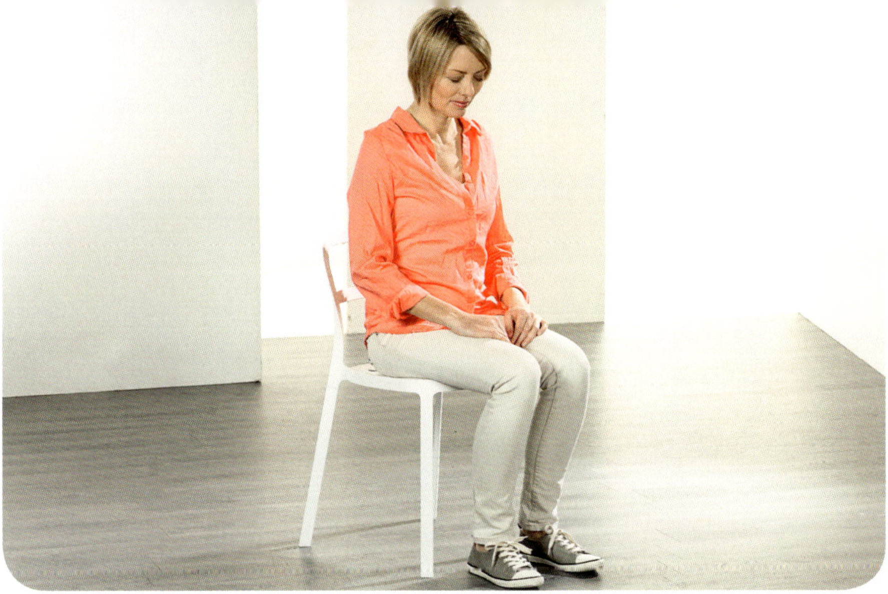

Halten Sie den Rücken gerade.

Dehnung der Nackenmuskeln

- Setzen Sie sich aufrecht auf einen Stuhl oder Sitzball.

- Neigen Sie den Kopf nach vorne, indem Sie das Kinn langsam auf die Brust absenken. Achten Sie darauf, die Schultern unten zu halten.

- Atmen Sie während der Übung gleichmäßig weiter.

- Halten Sie die Dehnposition jeweils ca. 15–20 Sekunden und wiederholen Sie die Übung zweimal.

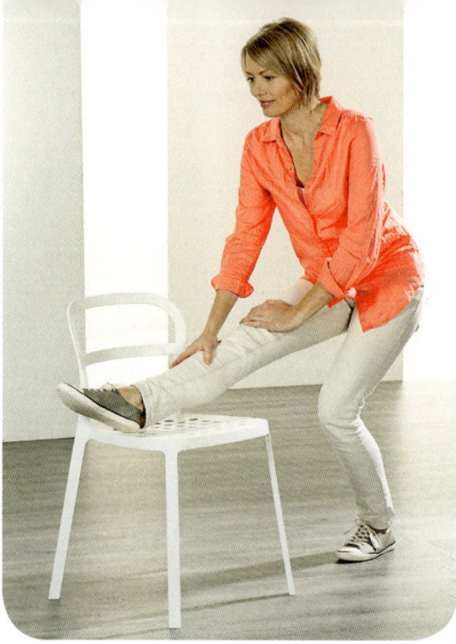

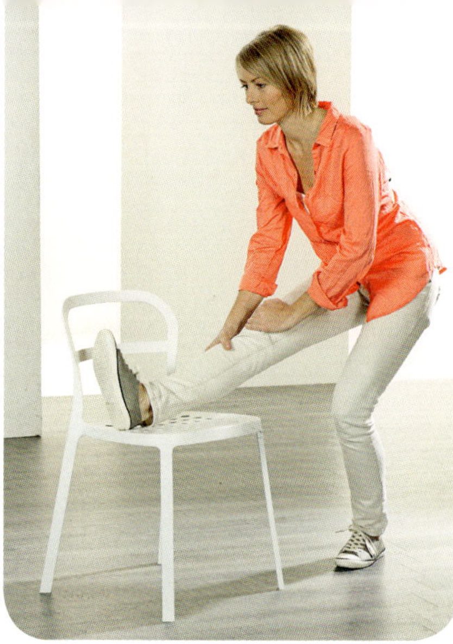

⬘ Neigen Sie sich nur so weit vor, bis Sie ein Ziehen im Oberschenkeln spüren.

⬘ Ziehen Sie die Fußspitze ran, die Dehnung ist jetzt mehr in der Wade zu spüren.

Dehnung der Oberschenkelrückseite und Wade

- Legen Sie ein Bein mit der Ferse auf einem Stuhl ab. Neigen Sie sich mit geradem Oberkörper über das leicht angewinkelte Bein. Atmen Sie dabei gleichmäßig weiter.

- Ziehen Sie jetzt die Fußspitze heran, damit die Wade ebenfalls mitgedehnt wird.

- Halten Sie die Dehnposition jeweils ca. 15–20 Sekunden.

- Wiederholen Sie die Übung zweimal auf jeder Seite.

Beweglichkeitstraining für den Brustkorb

Die Erkrankungen Asthma, chronische Bronchitis und Lungenemphysem sind oft durch einen langjährigen Krankheitsverlauf gekennzeichnet. Die erhöhte Atemarbeit und die Veränderungen der Atemwege beeinflussen die Haltung der Betroffenen. Langfristig kommt es zur Ausbildung eines Rundrückens im Brustwirbelsäulenbereich sowie zu einer Einschränkung der Beweglichkeit in Brustkorb und Wirbelsäulenbereich. Die Effektivität der Atmung ist aber abhängig von der Beweglichkeit des Brustkorbs. Dabei ist sowohl die maximale Ein- als auch Ausatemstellung entscheidend für die Atemkapazität.

Das wiederum bedeutet: Damit das Atmen erleichtert wird, muss der Brustkorb beweglich gehalten werden. Deshalb sollten sowohl das knöcherne System – die kleinen Rippenwirbelgelenke – als auch die brustkorbumspannende Muskulatur gedehnt und mobilisiert werden. Die nachfolgenden Übungen dienen der Mobilisation des Brustkorbs in alle Richtungen.

Wichtig: In weit fortgeschrittenem Osteoporosestadium sollten Sie mit Ihrem Arzt besprechen, ob die Übungen für Sie geeignet sind.

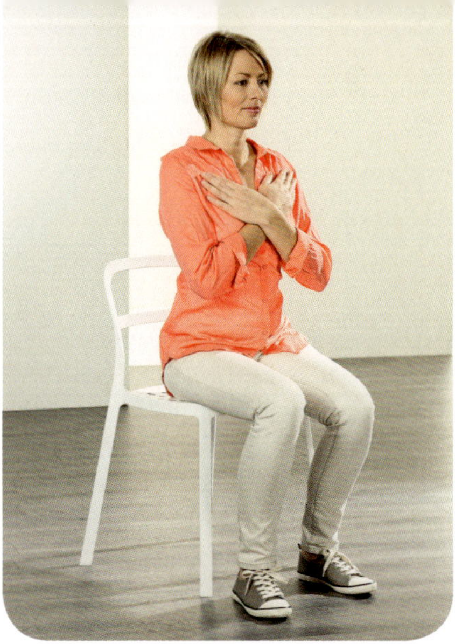

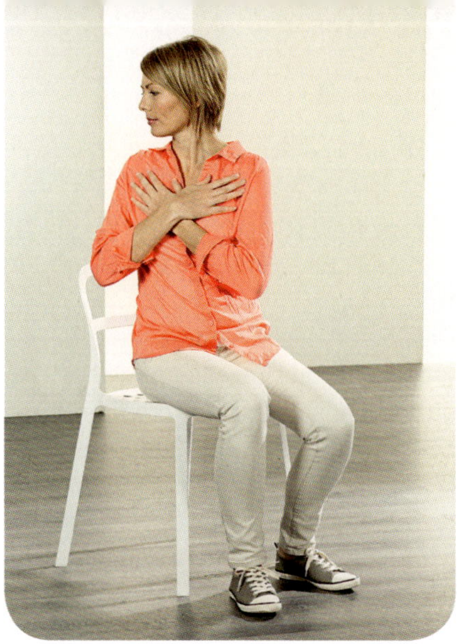

Setzen Sie sich am besten auf die Stuhlkante.

Lassen Sie die Beine in der Ausgangsposition stehen.

Rotation im Sitzen

- Setzen Sie sich aufrecht auf einen Stuhl oder Sitzball.
- Legen Sie die Hände vor der Brust übereinander.
- Drehen Sie den Oberkörper auf eine Seite und folgen Sie der Bewegung mit dem Kopf. Drehen Sie sich anschließend wieder in die Ausgangsposition zurück.
- Koordinieren Sie die Bewegung mit der Atmung.
- Wechseln Sie nun die Seite.

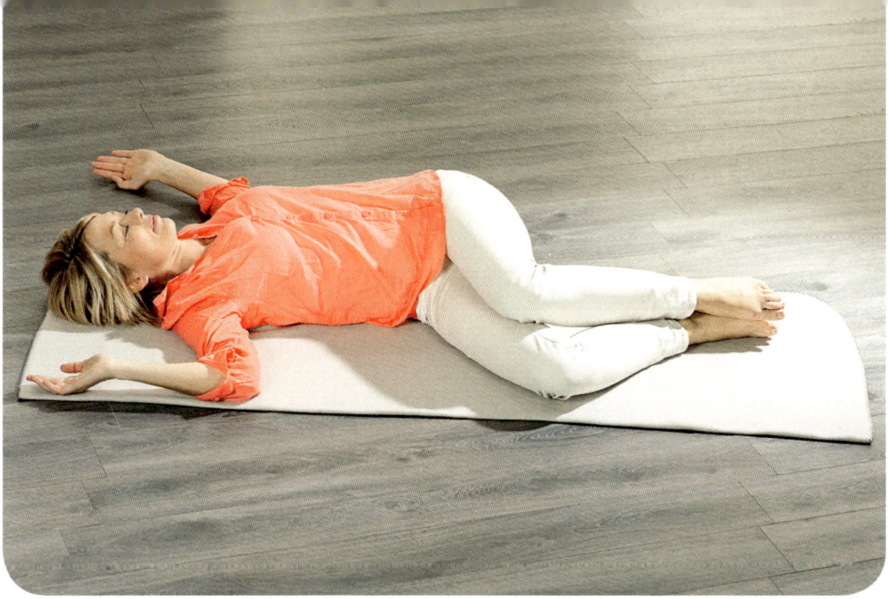

Legen Sie bei Bedarf eine Matte unter.

Rotation im Liegen

- Sie beginnen die Übung in Seitlage. Die Arme sind angewinkelt und die Ellbogen liegen auf Schulterhöhe. Die Beine sind ca. 90° angewinkelt, wobei die Knie auf Hüfthöhe liegen.

- Der obere Arm wird im Bogen über den Kopf auf die andere Seite geführt, bis beide Schultern Bodenkontakt haben. Atmen Sie dabei ein.

- Wenn Sie den Arm nicht auf dem Boden ablegen können, unterlagern Sie ihn mit einem Kissen.

- Halten Sie die Position drei bis fünf Atemzüge lang.

- Beim Zurückdrehen des Oberkörpers atmen Sie aus.

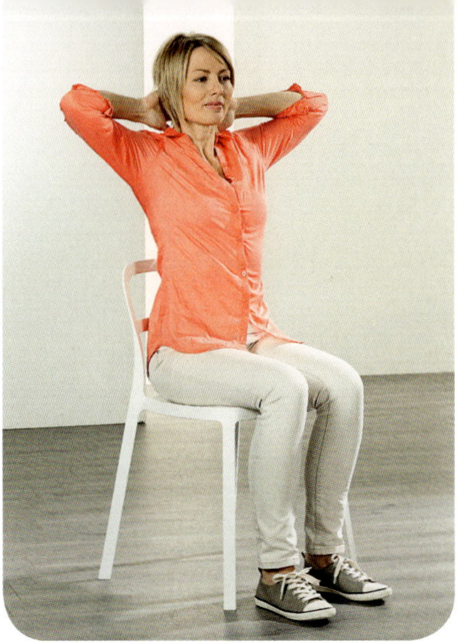

Versuchen Sie, sich so weit wie möglich zu strecken.

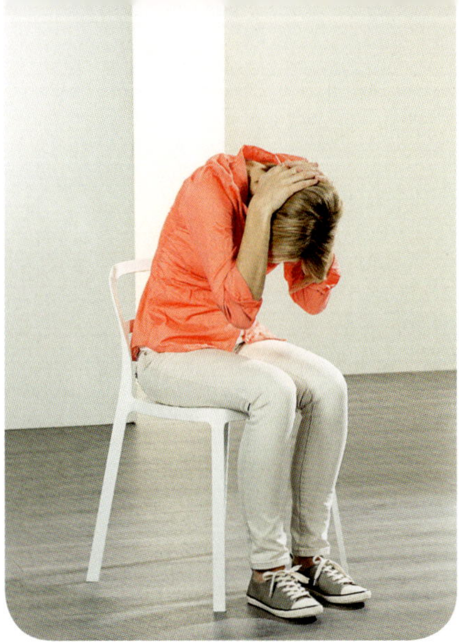

Führen Sie die Bewegungen langsam durch.

Strecken und Beugen

- Setzen Sie sich auf einen Stuhl, bei dem die Lehne am unteren Rand der Schulterblätter endet.
- Nehmen Sie die Arme nach oben und verschränken Sie die Hände hinter dem Kopf.
- Strecken Sie die Wirbelsäule, indem Sie versuchen, den Oberkörper gegen die Rückenlehne aufzurichten.
- Atmen Sie mit der Aufrichtung ein.
- Nehmen Sie das Kinn auf die Brust und rollen Sie sich langsam in Rundrückenposition ein, atmen Sie dabei aus.

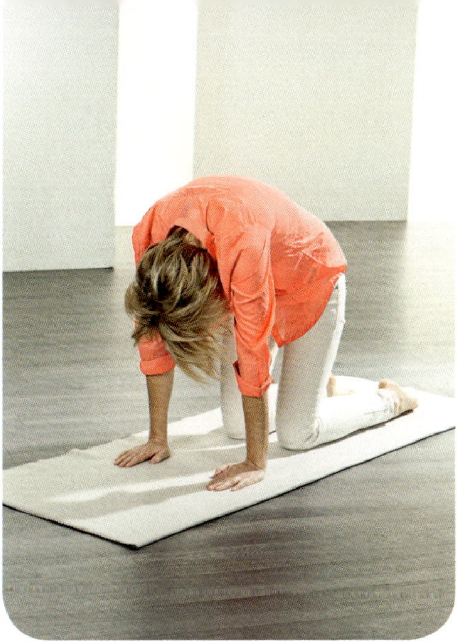

Setzen Sie Ihre Hände schulterbreit auf.

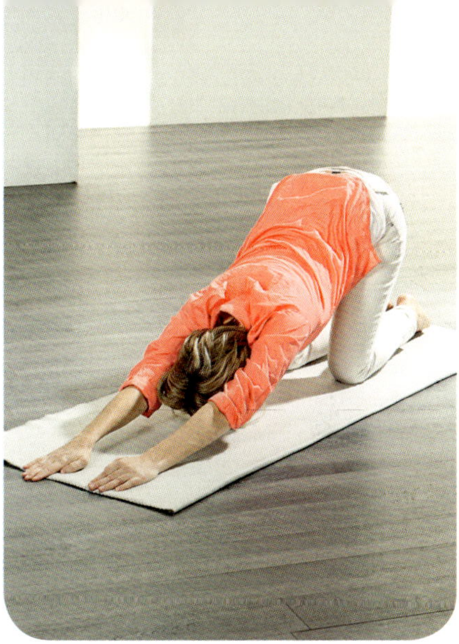

Lassen Sie sich durchhängen.

Katzenbuckel

- Knien Sie sich im Vierfüßlerstand auf eine Matte, die groß genug ist, damit sie sich bei der Übung nicht verschieben kann.

- Leiten Sie die Bewegung ein, indem Sie das Kinn auf die Brust nehmen und drücken Sie sich in eine Rundrückenposition (»Katzenbuckel«).

- Strecken Sie anschließend die Wirbelsäule, indem Sie die Hände so weit wie möglich nach vorne setzen und den Schultergürtel in Richtung Boden drücken.

- Halten Sie die jeweilige Position drei bis fünf Atemzüge lang.

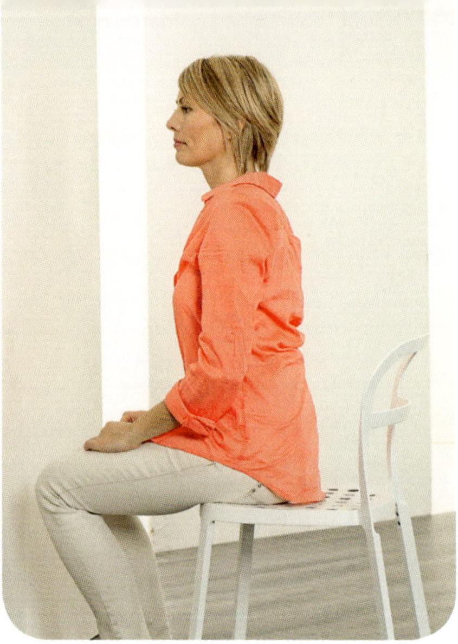

Die Hände am besten schulterbreit ansetzen.

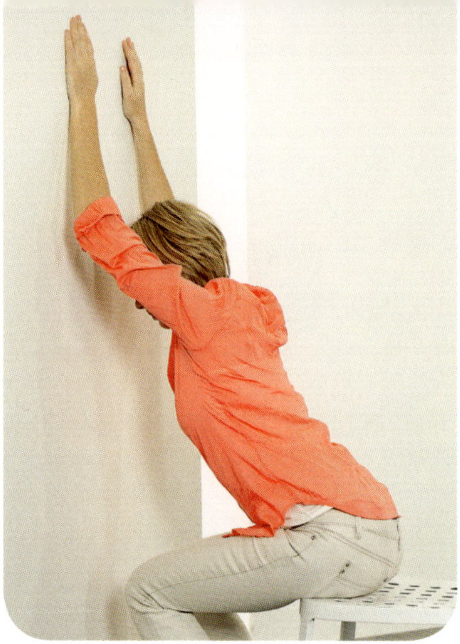

Rücken Sie auf dem Stuhl etwas nach vorne, um den Druck zu erhöhen.

Strecken an der Wand

- Setzen Sie sich auf einen Stuhl oder einen Sitzball mit dem Gesicht in etwa einem Meter Abstand zur Wand.

- Nehmen Sie die Hände so weit wie möglich nach oben und stützen Sie sich mit den Handflächen an der Wand ab.

- Bringen Sie die Wirbelsäule in Streckung, indem Sie den Schultergürtel gegen die Wand drücken.

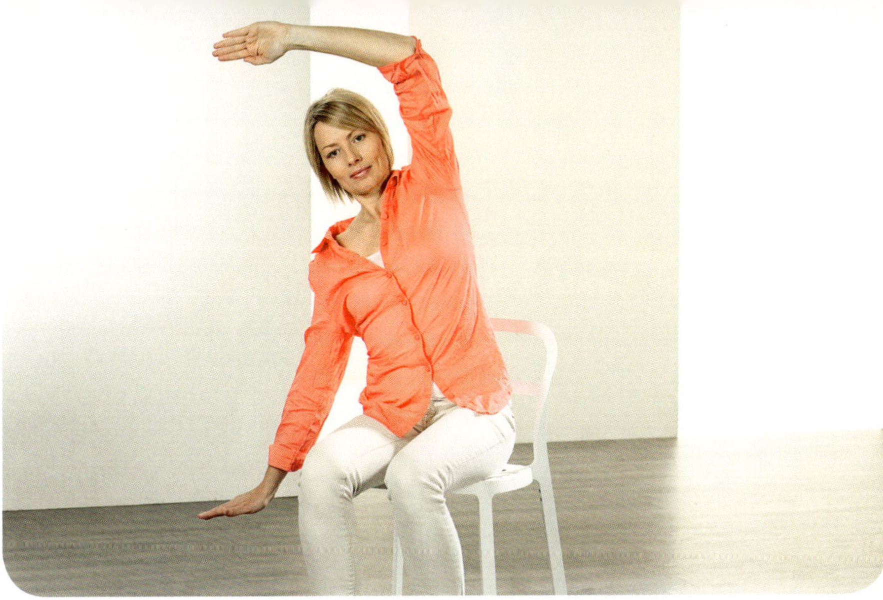

Halten Sie den Kopf gerade.

Seitneigung

- Setzen Sie sich aufrecht auf einen Stuhl.

- Neigen Sie den Oberkörper langsam zur Seite und führen Sie dabei einen Arm bogenförmig und über Kopf auf die andere Seite, den anderen Arm führen Sie mit der Hand voraus in Richtung Boden.

- Halten Sie diese Position drei bis fünf Atemzüge lang und wechseln Sie dann die Seite.

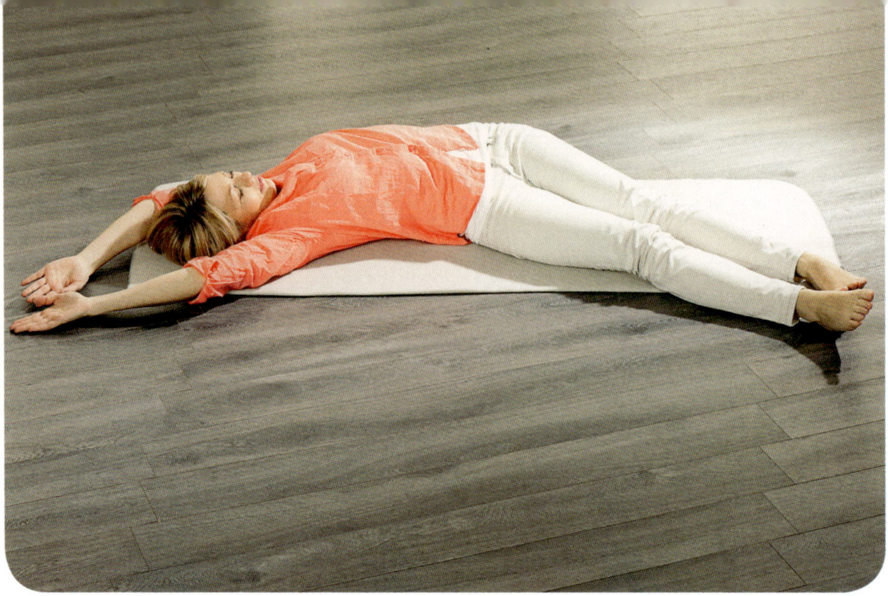

Sie können bei der Übung auch beide Arme nach oben strecken.

Halbmond

- Legen Sie sich in Rückenlage auf eine Matte. Die Arme liegen gestreckt neben dem Körper.
- Führen Sie beide Beine nacheinander so weit wie möglich zur Seite. Achten Sie darauf, dass beide Beckenhälften am Boden bleiben.
- Neigen Sie anschließend den Oberkörper auf dieselbe Seite, indem Sie die eine Hand in Richtung Füße schieben. Alternativ können Sie diesen Arm auch nach oben strecken.
- Sie können die Dehnung verstärken, indem Sie den Arm der gedehnten Seite bogenförmig über den Kopf legen.
- Halten Sie die Position drei bis fünf Atemzüge lang und wechseln Sie dann die Seite.

Aufrechthalten

Sich richtig und aufrecht zu halten ist in mehrerer Hinsicht von grundlegender Bedeutung: So liegen die Rückenleiden in der Gesamtbevölkerung in der Hitliste der Arbeitsunfähigkeitstage im vorderen Bereich. Meist sind eine schlechte Haltung und Bewegungsmangel dafür verantwortlich.

Neben den orthopädischen Problemen spielt die aufrechte Haltung auch bei Erkrankungen der Atmungsorgane eine entscheidende Rolle: Haltung und Atmung hängen eng zusammen: Eine Rundrückenposition bedeutet immer eine Einengung im Brustkorbbereich und daraus wiederum resultiert eine eingeschränkte Entfaltungsmöglichkeit der Lunge.

Eine schlechte Haltung wirkt sich immer negativ auf die Atmung aus. Auch im Hinblick auf die Entwicklung einer Osteoporose ist es wichtig, eine aufrechte Haltung zu trainieren.

Die Übungen im nachfolgenden Kapitel unterstützen eine aufrechte Haltung und trainieren die Muskelgruppen und Körperbereiche, die für eine aufrechte Haltung wichtig sind.

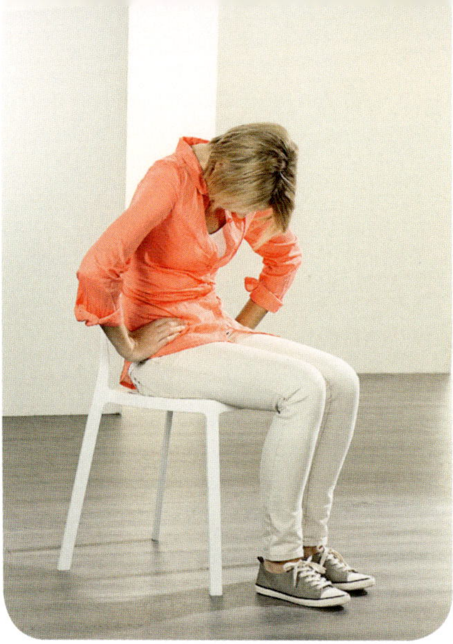

Spüren Sie, wie sich mit der Beckenkippung nach hinten die Brustwirbelsäule einrollt?

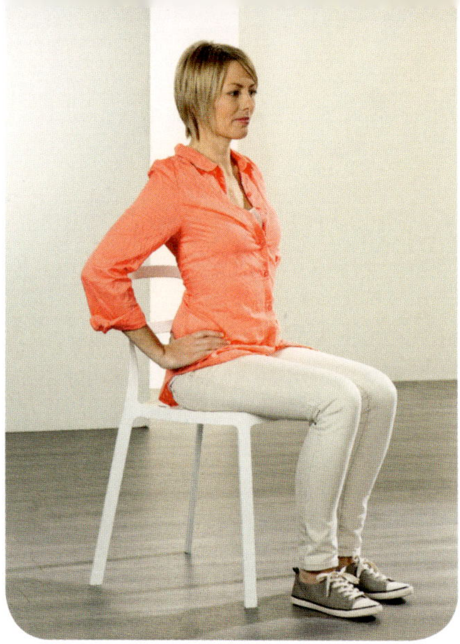

Spüren Sie, wie sich mit der Beckenkippung nach vorne die Brustwirbelsäule wieder aufrichtet?

Bewegliches Becken

- Über das unterste »Zahnrad« werden die Beckenstellung und die gesamte Wirbelsäulenposition gesteuert. Ist das Becken »ungünstig« eingestellt, wirkt sich das direkt auf die Brust- und Halswirbelsäule aus.

- Setzen Sie sich auf einen Stuhl. Legen Sie die Hände seitlich an die Beckenkämme. Gehen Sie nun in die Rundrückenposition, indem Sie das Becken etwas nach hinten kippen. Nehmen Sie zur Unterstützung das Kinn auf die Brust.

- Kippen Sie dann das Becken nach vorne. Dadurch streckt sich die Wirbelsäule. Sie sitzen jetzt wieder in aufrechter Position.

- Legen Sie eine Hand auf das Brustbein und wiederholen Sie.

Kräftigung

Krafttraining spielt neben Ausdauertraining besonders bei fortgeschrittenen Erkrankungen der Atmungsorgane eine wichtige Rolle, da für diese Patienten ein allgemeines Ausdauertraining in Form von Radfahren nicht mehr oder nur eingeschränkt möglich ist.

Ein Training der Muskulatur hat zum Ziel, dass Sie Ihre Alltagsaktivitäten (z. B. Treppensteigen) besser bewältigen können. Ein Training der Muskulatur hat darüber hinaus weitere positive Effekte wie die Stabilisation der Gelenke, eine Verringerung von Haltungsschwächen – auch hinsichtlich Osteoporose – sowie einen Schutz vor Verletzungen.

Die nachfolgenden Übungen beinhalten in erster Linie die Kräftigung der rumpfstabilisierenden Muskelgruppen inklusive Arm-Schulter-Bereich und der Beinmuskeln.

Auf die Plätze, fertig, los!

Bevor Sie mit den Übungen beginnen, sollten Sie zunächst ein kleines Aufwärmprogramm absolvieren, um das Herz-Kreislauf-System anzuregen und die Muskulatur auf die nachfolgende Belastung vorzubereiten.

Planen Sie pro Woche mindestens zwei bis drei Termine von ca. 45–70 Minuten Dauer fest ein, an denen Sie Ihre Kräftigungsübungen (und Ausdauereinheiten) machen. Stellen Sie sich für jede Einheit ein Programm aus verschiedenen Übungen zusammen und wiederholen Sie jede Übung ca. 15 bis 20 Mal, davon drei Sätze.

Übungseinheiten

Eine Wiederholung bedeutet einen vollständigen Übungslauf – z. B. bei der Kniebeuge: einmal in die Knie gehen und wieder aufrichten.
Eine Serie entspricht einem Durchgang mit mehreren Wiederholungen – z. B. bei der Kniebeuge: 15 Mal in die Knie gehen und wieder aufrichten.

Kombinieren Sie die Atmung mit der Bewegung und finden Sie dabei Ihren individuellen Rhythmus. Atmen Sie dabei generell bei der Anstrengung aus. Und: Vermeiden Sie unbedingt Pressatmung (Seite 92)!

Sowohl bei den Hantelgewichten (als Ersatz sind auch Wasserflaschen möglich) als auch bei den Therabändern (unterschiedliche Farben kennzeichnen verschiedene Stärken) gibt es Unterschiede. Lassen Sie sich in einem Fachgeschäft beraten. Das Theraband sollte eine Länge von ca. zwei Metern haben.

Gestalten Sie die Pause zwischen den Übungen gemäß Ihres eigenen Empfindens der Atemnot und unter Zuhilfenahme der Borg-Skala und evtl. eines Pulsmessers (siehe »Herzfrequenzmessung«, Seite 74). Dehnen Sie nach der Kräftigung die Muskeln, die beansprucht wurden.

Achtung: Pressatmung!
Man unterscheidet zwei Formen:

Pressatmung beim Heben schwerer Gegenstände. Man spricht von Pressatmung, wenn z. B. beim Heben eines schweren Gegenstandes die Luft angehalten und gleichzeitig die Muskulatur angespannt wird. Beim trainierten Gesunden führt dies zu keinerlei Problemen. Bei älteren Menschen und bei Patienten mit Erkrankungen der Atmungsorgane werden die körperlichen Funktionen durch eine Pressatmung stark beeinträchtigt. Eine Druckerhöhung im Brustraum kann außerdem den Blutzufluss zum Herzen und damit die notwendige Herzfüllung behindern. Dies wird äußerlich durch ein stauungsbedingtes Anschwellen der Halsvene und eine Rötung des Gesichts sichtbar.

Pressatmung bei der Ausatmung. Man spricht ebenfalls von Pressatmung, wenn anstatt einer passiven Ausatmung die Luft unter Einsatz der Muskulatur ausgepresst wird und so die Gefahr besteht, dass die Atemwege kollabieren.

Wichtig:
- Heben Sie schwere Gegenstände nur mit Einsatz der Lippenbremse, indem Sie bei der Ausatmung nicht pressen, sondern die Luft langsam ausströmen lassen.
- Versuchen Sie, einen Rhythmus von Atmung und Bewegung zu finden.

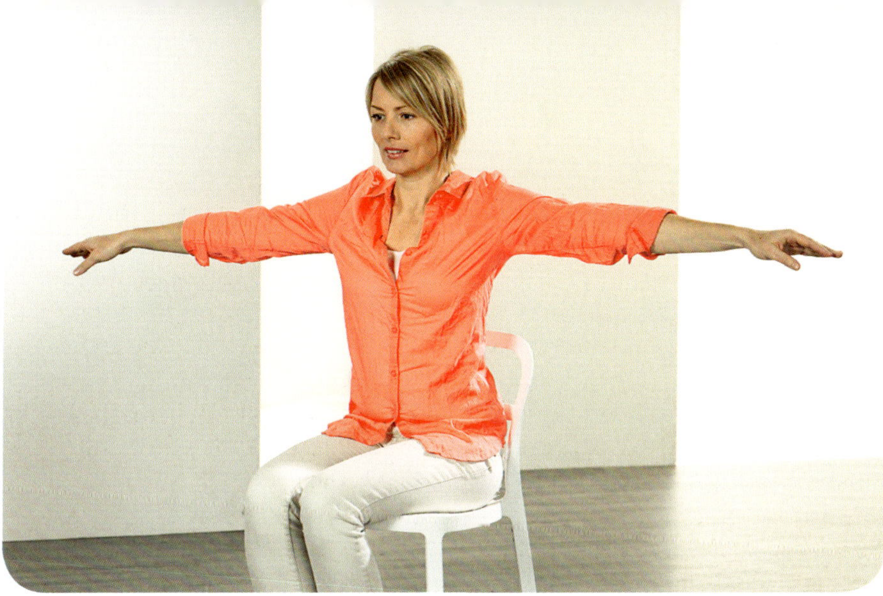

Die ausgestreckten Arme bilden auf Schulterhöhe eine Linie.

Seitliches Armheben

- Setzen Sie sich aufrecht auf einen Stuhl oder Sitzball. Lassen Sie die Arme locker neben dem Körper hängen.

- Heben Sie die leicht gebeugten Arme mit dem Handrücken nach oben bis auf Schulterhöhe. Atmen Sie dabei ein und achten Sie darauf, dass Sie die Schultern unten halten.

- Atmen Sie aus und führen Sie die Arme zurück in Ausgangsposition.

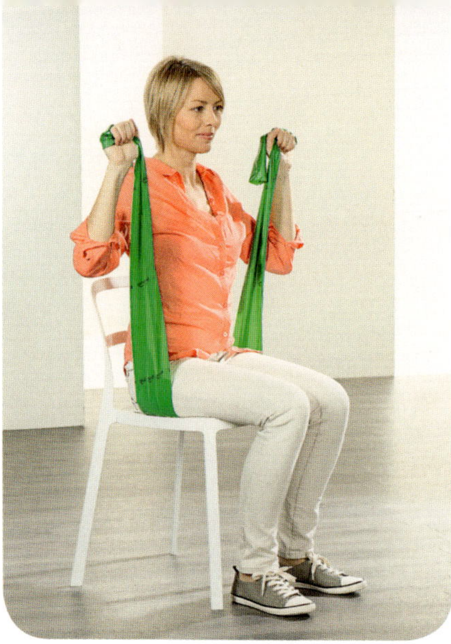

Knicken Sie in den Handgelenken nicht ein.

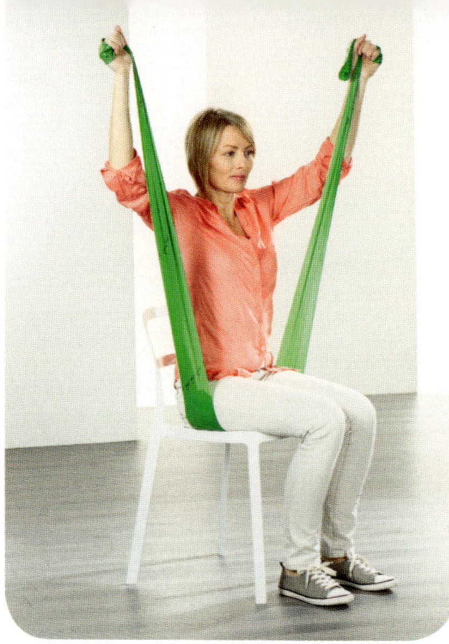

Wenn der Zug des Therabands zu stark ist, greifen Sie es mehr an den Enden.

Gewichtheben

- Legen Sie ein Theraband auf einen Stuhl oder einen Sitzball und setzen Sie sich aufrecht und mittig darauf.
- Greifen Sie mit den Händen jeweils ein Therabandende. Stabilisieren Sie dabei Ihre Handgelenke.
- Führen Sie die Arme wie ein Gewichtheber nach oben in die Streckung. Atmen Sie dabei aus.
- Senken Sie anschließend die Arme wieder ab und atmen Sie ein.

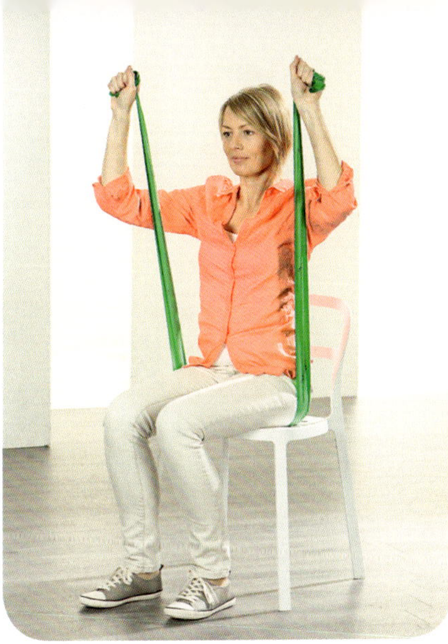

Neigen Sie den Körper erst zur Seite, wenn die Arme gestreckt sind.

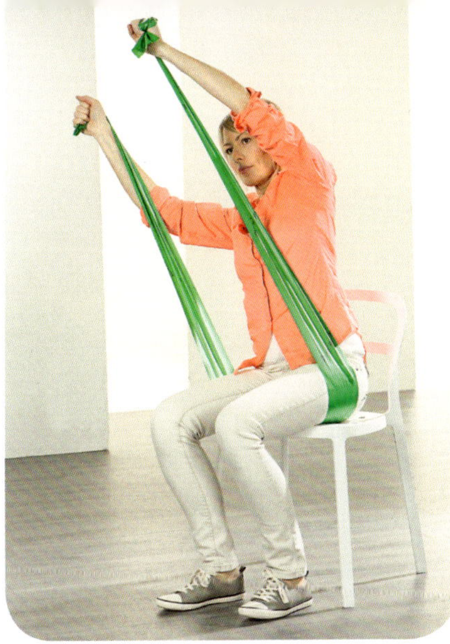

Atmen Sie ruhig weiter.

Seitneigung des Oberkörpers

- Legen Sie ein Theraband auf einen Stuhl oder einen Sitzball und setzen Sie sich aufrecht und mittig darauf.

- Führen Sie beide Arme gleichzeitig nach oben, halten Sie die Spannung und neigen Sie den Oberkörper auf eine Seite. Atmen Sie in Ihrem Atemrhythmus zwei bis drei Atemzüge lang.

- Senken Sie die Arme ab, und machen Sie eine kleine Pause.

- Wechseln Sie anschließend die Seite.

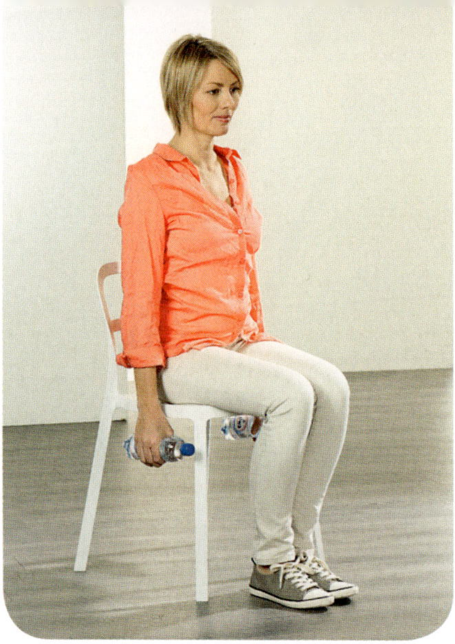

Lassen Sie die Arme mit den Gewichten locker hängen.

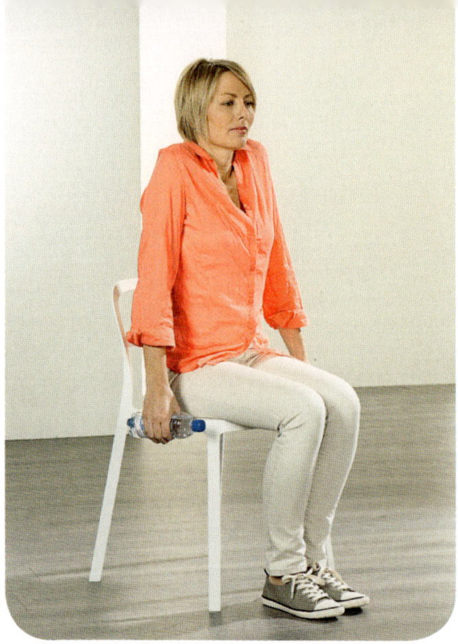

Ziehen Sie die Schultern in Richtung der Ohrläppchen.

Schulterzucken

- Setzen Sie sich auf einen Stuhl oder einen Sitzball und halten Sie Gewichte in den Händen. Die Gewichte sollten jeweils 0,5 kg bis maximal 1 kg betragen, also z.B. 0,5 bzw. 1 Liter Wasser in einer Plastikflasche. Die Arme hängen seitlich am Körper.
- Ziehen Sie die Schultern nach oben und atmen Sie dabei ein; wenn Sie die Schultern senken, atmen Sie aus. (Bei dieser Übung sollen Sie ausnahmsweise die Schultern hochziehen, um die Atemhilfsmuskulatur zu kräftigen.)

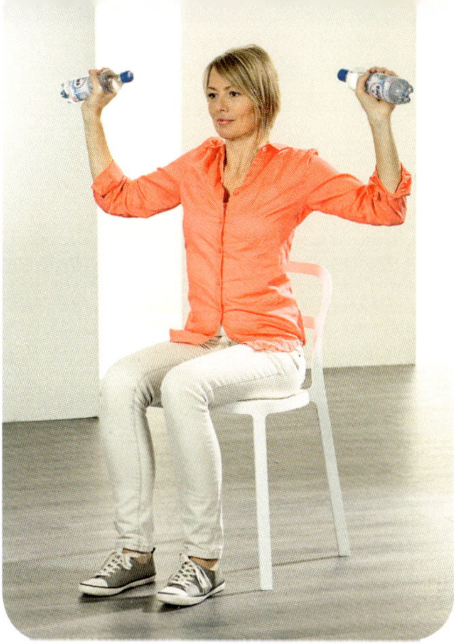

Stabilisieren Sie Ihre Handgelenke.

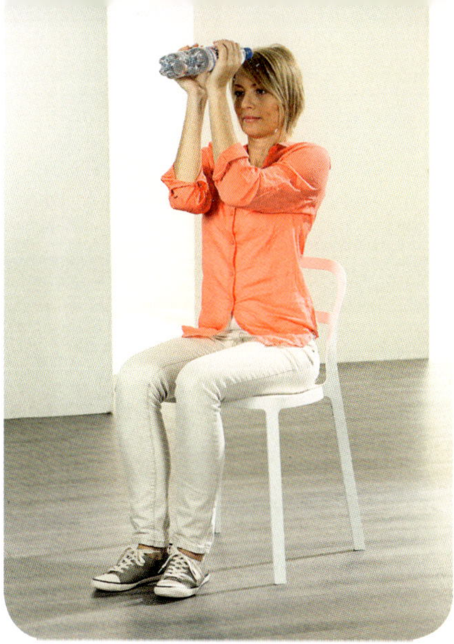

Die Unterarme werden parallel zueinander geführt.

Schmetterling

- Setzen Sie sich auf einen Stuhl oder einen Sitzball.
- Winkeln Sie die Arme um 90° an.
- Halten Sie die Ellbogen auf Schulterhöhe. Halten Sie dabei Hanteln fest in den Händen.
- Führen Sie mit der Ausatmung die Unterarme vorne zusammen und öffnen Sie die Arme wieder mit der Einatmung. Achten Sie darauf, dass die Ellbogen auf Schulterhöhe bleiben.

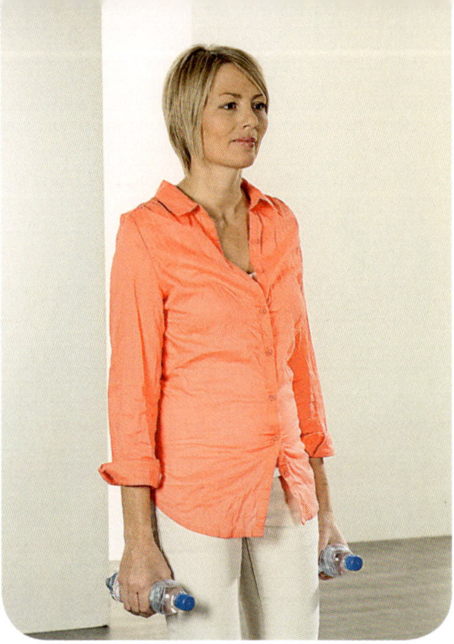

Sie können sich alternativ auch auf einen Stuhl oder Sitzball setzen.

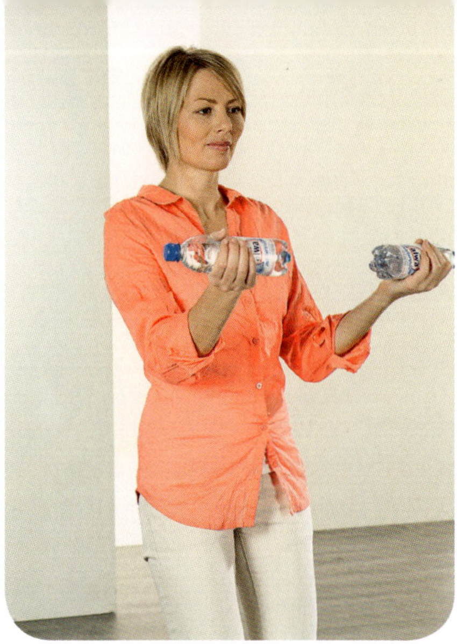

Ziehen Sie die Hände in Richtung der Schultern.

Armbeuger

- Stehen Sie aufrecht.

- Lassen Sie die Arme seitlich hängen. Halten Sie Hanteln in den Händen. Alternativ können Sie auch Wasserflaschen nehmen, die Sie sicher im Haushalt zur Verfügung haben.

- Ziehen Sie gleichzeitig mit der Ausatmung die Hände in Richtung Schultern – dabei drehen Sie die Handflächen zur Schulter.

- Atmen Sie ein und führen Sie die Arme zurück in die Ausgangsposition.

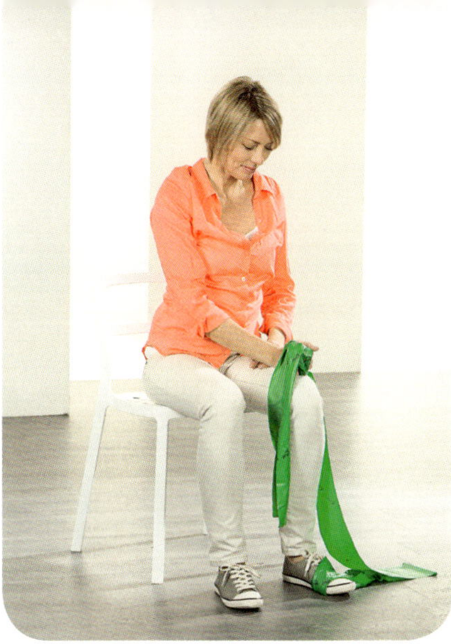

Wickeln Sie das Theraband am besten einmal um Ihren Fuß.

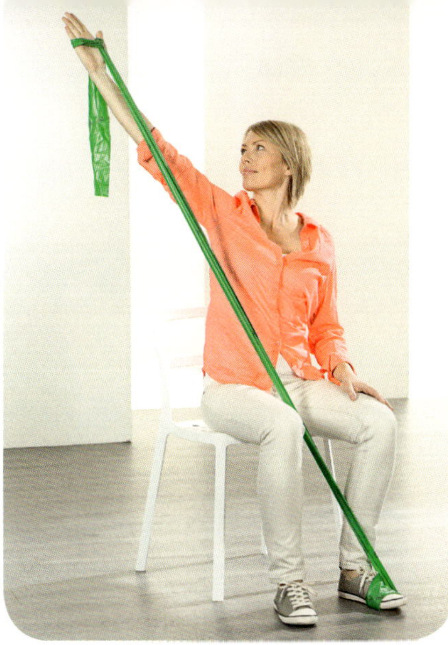

Schauen Sie zur Kontrolle der Hand nach.

Diagonalzug

- Setzen Sie sich in aufrechter Haltung auf einen Stuhl oder einen Sitzball.

- Fixieren Sie mit dem linken Fuß das eine Therabandende am Boden und greifen mit der rechten Hand das andere Bandende. Die rechte Hand liegt auf dem linken Knie.

- Führen Sie den rechten Arm gegen den Bandwiderstand nach rechts oben in Streckung. Drehen Sie den Oberkörper dabei nach rechts mit, und schauen Sie Ihrer rechten Hand nach. Atmen Sie dabei ein.

- Führen Sie die Hand wieder in die Ausgangsposition zurück und koppeln Sie die Bewegung mit der Ausatmung.

- Wiederholen Sie die Übung mit dem rechten Bein und der linken Hand.

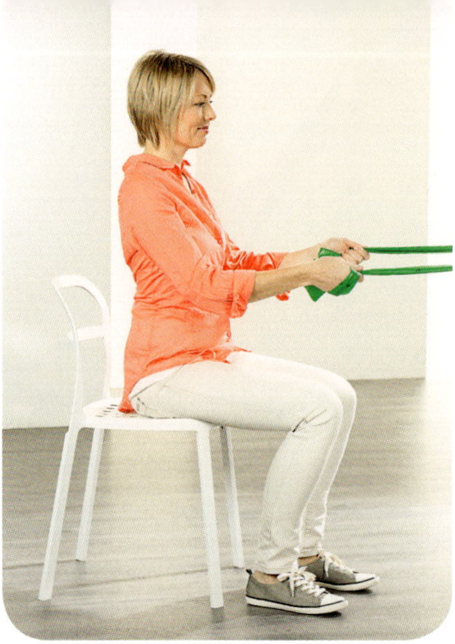

Achten Sie auf eine sichere Befestigungsmöglichkeit.

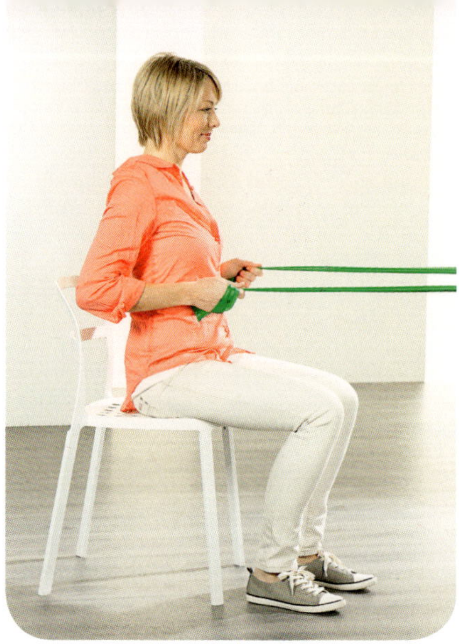

Halten Sie den Oberkörper stabil.

Gerader Parallelzug

- Fixieren Sie das Band an der Wand auf Brusthöhe, sodass Sie je ein Bandende mit der Hand greifen können.
- Setzen Sie sich in aufrechter Haltung auf einen Stuhl oder einen Sitzball, mit dem Gesicht zur Therabandbefestigung.
- Bringen Sie das Band auf Zug, indem Sie die Ellbogen nach hinten ziehen und die Schultern dabei zurücknehmen. Ziehen Sie die Ellbogen nur so weit nach hinten, dass sich Ihre Hände neben dem Körper befinden.
- Machen Sie den Brustkorb weit und atmen Sie ein.
- Geben Sie mit der Bandspannung nach, indem Sie die Arme nach vorne in Streckung zurückführen, atmen Sie dabei aus.

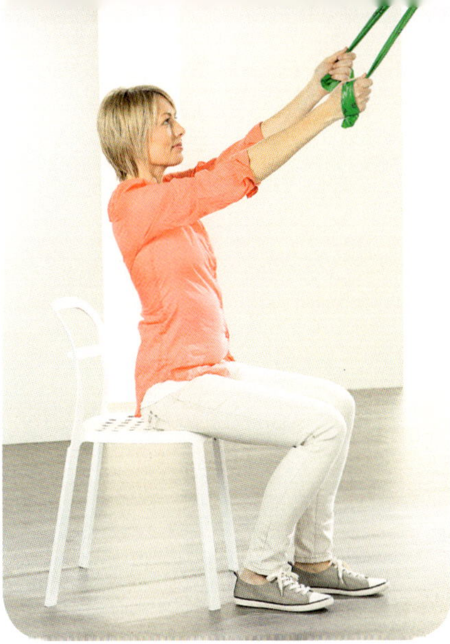

Wickeln Sie das Theraband am besten einmal um Ihre Handgelenke.

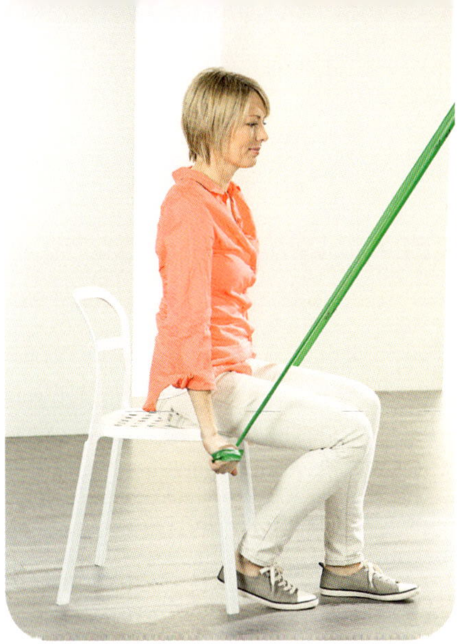

Die Arme bleiben dicht am Körper.

Zug von oben

- Befestigen Sie das Theraband in ca. zwei Meter Höhe.
- Greifen Sie mit jeder Hand jeweils ein Bandende.
- Setzen sie sich aufrecht mit dem Gesicht zur Therabandbefestigung auf einen Stuhl oder einen Sitzball.
- Führen Sie die gestreckten Arme gegen den Bandwiderstand von schräg oben nach unten auf Höhe des Beckens und atmen Sie dabei ein.
- Drücken Sie dabei die Schultern zurück und machen Sie den Brustkorb weit.
- Führen Sie die Arme mit der Ausatmung wieder zurück in die Ausgangsposition.
- Finden Sie Ihren Atemrhythmus.

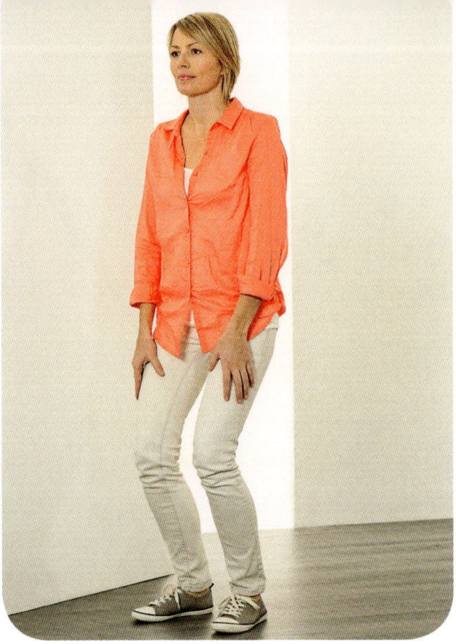

Sie können Ihre Hände auf den Oberschenkeln ablegen.

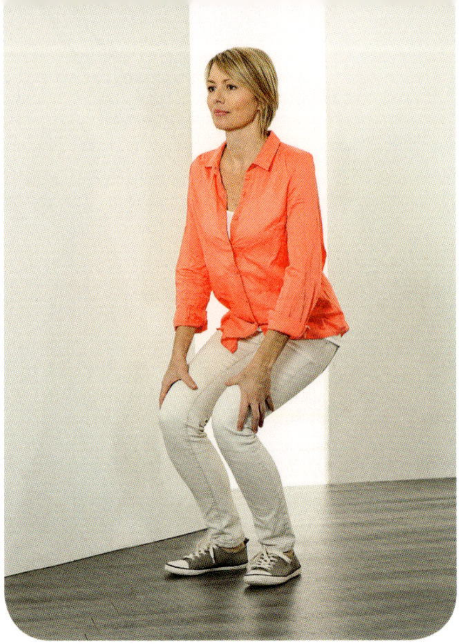

Tasten Sie sich peu à peu an den 100°-Winkel heran, wenn Sie Probleme mit dem Gleichgewicht haben.

Kniebeuge

- Stellen Sie sich hüftbreit und parallel an ein Geländer oder eine Wand, die Ihnen die Möglichkeit bietet, sich anzulehnen.
- Stellen Sie sich vor, Sie setzen sich auf einen Stuhl: Beugen Sie die Knie und senken Sie das Gesäß ab. Beugen Sie die Knie bis max. 100°.
- Achten Sie darauf, dass Sie die Knie nicht über die Zehenspitzen schieben, sondern stattdessen das Gesäß nach hinten absenken.
- Führen Sie die Bewegung langsam und kontrolliert durch.
- Atmen Sie jeweils bei der Belastung aus, d. h. das Ausatmen erfolgt beim »Absitzen« und beim Aufrichten.

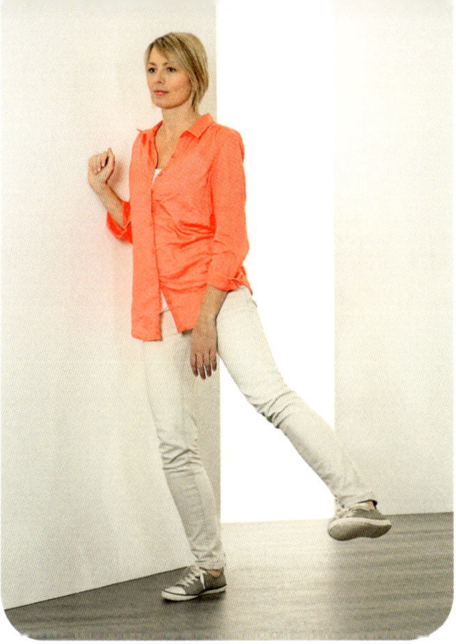

Halten Sie den Oberkörper aufrecht und spreizen Sie das Bein ungefähr 30–45° ab.

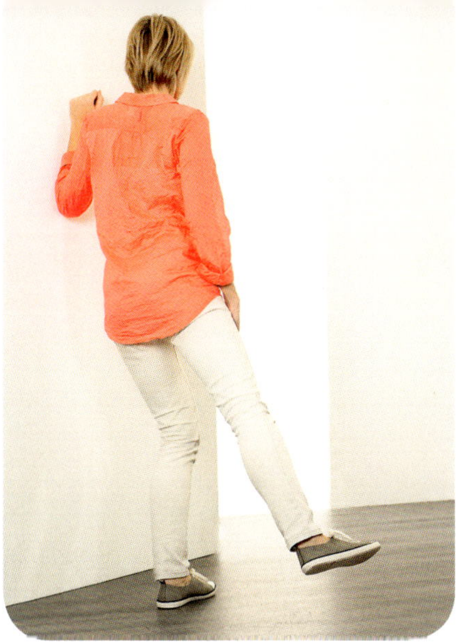

Bei Bedarf können Sie sich leicht an einer Wand anlehnen.

Seitliches Beinheben

- Stellen Sie sich an ein Geländer oder eine Wand, die die Möglichkeit bietet, sich festzuhalten.
- Spreizen Sie ein Bein zur Seite, halten Sie das Bein dabei gestreckt in der Luft und halten Sie den Oberkörper weiterhin aufrecht.
- Ziehen Sie das Bein wieder ran und wechseln Sie die Seite.

Trainingsgeräte

Ein systematisches Krafttraining lässt sich an medizinischen Trainingsgeräten im Fitness-Studio effektiv und kontrolliert durchführen. Von Vorteil ist dabei die Möglichkeit der optimalen Belastungssteuerung und -kontrolle.

Ausdauertraining und Entspannung

Sie fragen sich, warum Sie sich mit Ihrer Erkrankung zusätzlich zum Krafttraining auch noch mit einem Ausdauertraining belasten sollen? Sie werden schnell merken, wie sich dadurch Ihre Atmung verbessert.

Keine Sorge, ein Ausdauertraining bedeutet nicht automatisch, einen Marathon zu laufen. Aber mehrere wissenschaftliche Studien belegen, dass neben einem Training der Kraft auch ein Training der Ausdauer eine wichtige Säule in der Therapie von Erkrankungen der Atmungsorgane darstellt, da es die Atmung erleichtert und den typischen Beschwerden vorbeugt. Klassische Ausdauersportarten sind Geh- oder Lauftraining, Schwimmen, Fahrradfahren bzw. Ergometertraining. Andere Sportarten, wie beispielsweise Tanzen, Rudern, Skilanglaufen, Mannschaftssportarten etc. gehören ebenfalls zu den Ausdauerbelastungen. Allerdings zeigen die aktuellsten Untersuchungen, dass bei einer fortgeschrittenen COPD bereits ein Training an den Krafttrainingsgeräten eine positive Wirkung auf das Herz-Kreislauf-System und somit auf die Ausdauerleistungsfähigkeit hat; ein Vorteil solcher Geräte ist auch, dass man einzelne Muskelgruppen trainieren kann und dabei nicht zu viel Sauerstoff verbraucht. Lassen Sie sich von Ihrem Arzt beraten.

Übergeordnetes Ziel einer Verbesserung der Ausdauer (in der Sportwissenschaft spricht man von Ermüdungswiderstandsfähigkeit) ist, den Alltag besser bewältigen zu können, die Infektanfälligkeit zu senken und Infektphasen besser zu überstehen.

Wenn Sie unter COPD leiden, ist ein aerobes Ausdauertraining mit niedriger Belastungsintensität über eine längere Belastungsdauer wesentlich gesünder als eine hohe Belastungsintensität von kurzer Dauer.

Eine aerobe Ausdauerbelastung liegt vor, wenn die zur Verfügung stehende Sauerstoffmenge ausreichend ist, um den gesamten Energiebedarf unter Belastung abzudecken.

Auch, um Ihre Leistung stabil zu entwickeln und einer Verengung der Atemwege vorzubeugen, sind aerobe Ausdauerbelastungen vorzuziehen. Erst nach einem längerfristigen aeroben Ausdauertraining können intensivere Trainingseinheiten durchgeführt werden.

Wichtig: Das bedeutet für Sie, dass Sie versuchen sollten, sich mit einer niedrigen Intensität über eine längere Dauer zu belasten. Dabei gilt: Belasten Sie sich immer richtig und kontrollieren Sie dies auch regelmäßig. Schätzen Sie Ihre Tagesform ein und berücksichtigen Sie diese auch beim Training. Die Borg-Skala dient Ihnen hier als Belastungssteuerung. Mehr hierzu im Kapitel »Borg-Skala für Schweregrad der Atemnot«, Seite 75.

Für Einsteiger

Bei Einsteigern sollte ein systematisches Ausdauertraining nur unter fachlicher Anleitung und einer vorausgegangenen eingehenden Belastungsuntersuchung durch den Facharzt stattfinden. Wir geben Ihnen hier Tipps, wie Sie mehr »Ausdaueraktivitäten« in Ihren Alltag einbinden können und sich dabei richtig belasten.

Gerätetraining

Neben den bekannten Ausdauersportarten wie (Nordic) Walking, Radfahren, Joggen, Skilanglaufen etc. lässt sich ein systematisches Ausdauertraining auch an medizinischen Trainingsgeräten durchführen, wie sie in Physiotherapiepraxen, Kliniken und Fitness-Studios zu finden sind. Die Vorteile eines solchen Gerätetrainings für das Ausdauertraining spielen vor allem bei Erkrankungen der Atmungsorgane eine wichtige Rolle: Zum einen kann man die Belastung anhand der Geräte optimal steuern und auch kontrollieren, zum anderen ist das Training unabhängig von äußeren Reizen, wie Regen, Pollen, Kälte oder Hitze.

Wichtig: Kontrollieren Sie Ihre Belastung anhand der Herzfrequenz, der Sauerstoffsättigung und vor allem über Ihre Selbsteinschätzung mittels der Borg-Skala.

Bevor Sie mit der ersten Trainingseinheit beginnen, gehen Sie sechs Minuten in einem für Sie forcierten Tempo und messen und notieren Sie dabei die zurückgelegte Wegstrecke. Überprüfen Sie nach vier- bis sechswöchigem regelmäßigem Training, ob Sie sich verbessert haben.

Entspannung

Unsere Atmung ist ein Barometer für Stimmungsschwankungen: So lassen Angst, Nervosität und Unruhe die Atmung flach, hektisch und oberflächlich werden. In entspanntem Zustand dagegen wird sie vertieft, gleichmäßig und bewusst.

Bei den Krankheitsbildern Asthma, chronisch obstruktive Bronchitis und Lungenemphysem gibt es viele Gründe, die eine Entspannung verhindern: die durch erhöhte Atemarbeit dauerhaft verspannte Muskulatur, die Angst vor Atemnot, eine »falsche« Atemtechnik, Überblähung der Lunge, Haltungsprobleme etc.

Die Fähigkeit, zu entspannen und neue Energien zu schöpfen, ist für jeden Menschen grundlegend. Für Betroffene mit Erkrankungen der Atmungsorgane ist dies umso wichtiger, da ein entspannter Zustand die Atmung positiv beeinflusst. Es lohnt sich also für Sie, dem Thema Entspannung Raum zu geben.

Tipps für den Alltag

- Steigern Sie Ihre täglichen Alltagsaktivitäten ganz bewusst: Steigen Sie die Treppe hoch, anstatt den Aufzug zu benutzen, fahren Sie mit dem Fahrrad anstatt mit dem Auto, planen Sie täglich einen »forcierten« Spaziergang von mindestens 20 Minuten ein usw.
- Um Ihre Leistungsfähigkeit auch wirklich zu steigern, sollten Sie zusätzlich zu den genannten Alltagsaktivitäten zwei- bis dreimal wöchentlich ein systematisches Ausdauertraining von mehr als 30 Minuten betreiben. Die Belastungsparameter erhalten Sie nach einer Untersuchung vom Arzt; den Trainingsplan erstellt Ihnen ein Therapeut.
- Geeignete Sportarten, um die Ausdauer zu trainieren, sind: Radfahren, Walking, Nordic Walking, Joggen, Langlaufen, Schwimmen.

Entspannungstechniken

Es gibt mehrere gute Techniken, um sich zu entspannen. Die bekanntesten und traditionellsten Entspannungstechniken sind das Autogene Training (AT) und die Progressive Muskelrelaxation nach Jacobsen. Beide sind bei professioneller Anwendung sehr effektiv.

Die progressive Muskelentspannung wurde zum Abbau von Angst und Spannung entwickelt. Sie beruht auf einer systematischen An- und Entspannung verschiedener Muskelgruppen. So lassen sich Verspannungen beseitigen und eine Entspannung tritt ein.

Das Autogene Training (AT) ist ausschließlich eine Entspannungstechnik und weist daher keine »aktivierende Komponente« auf. Beim AT wird durch Übungsformeln die Umschaltung des Organismus in einen konzentrativen Entspannungszustand erlernt.

Stichwortverzeichnis

Liebe Leserin, lieber Leser,

hat Ihnen dieses Buch weitergeholfen? Für Anregungen, Kritik, aber auch für Lob sind wir offen.
So können wir in Zukunft noch besser auf Ihre Wünsche eingehen.
Schreiben Sie uns, denn Ihre Meinung zählt!

Ihr TRIAS Verlag

https://kundenservice.thieme.de | Lektorat TRIAS Verlag, Postfach 30 05 04, 70445 Stuttgart

/trias.tut.mir.gut /mama.mag.trias /trias_verlag /triasverlag www.trias-verlag.de/newsletter

Bibliografische Information der Deutschen Nationalbibliothek
Die Deutsche Nationalbibliothek verzeichnet diese Publikation in der Deutschen Nationalbibliografie; detaillierte bibliografische Daten sind im Internet über http://dnb.d-nb.de abrufbar.

Programmplanung: Kathleen Rother
Redaktion: Monika Naumann

Covergestaltung: © Thieme
Layout: CYCLUS · Visuelle Kommunikation, Stuttgart

Bildnachweis:
Covermotiv und Bild S. 3: © Thieme
Autorenfoto S. 2 unten: Markus Lamprecht, Zürich
Zeichnungen: Susanne Tischewski, Marburg: S. 14, 16, 21
Fotos im Innenteil: Holger Münch, Stuttgart
Die abgebildeten Personen haben in keiner Weise etwas mit den Krankheiten zu tun.

4. Auflage 2022

TRIAS Verlag in Georg Thieme Verlag KG,
Rüdigerstraße 14, 70469 Stuttgart, Germany
www.trias-verlag.de
© 3. Auflage 2019 TRIAS Verlag in Georg Thieme Verlag KG, ein Unternehmen der Thieme Gruppe, Rüdigerstraße 14, 70469 Stuttgart
© 1.–2. Auflage 2007, 2015 TRIAS Verlag in MVS Medizinverlage Stuttgart GmbH & Co. KG
Oswald-Hesse-Straße 50, 70469 Stuttgart

Printed in Germany

Satz und Repro: Fotosatz Buck, Kumhausen
Gesetzt in: Adobe InDesign CS6
Druck: AZ Druck und Datentechnik GmbH, Kempten

Gedruckt auf chlorfrei gebleichtem Papier

ISBN 978-3-432-11457-6 1 2 3 4 5 6

Auch erhältlich als E-Book:
eISBN (ePub) 978-3-432-11458-3

Wichtiger Hinweis: Wie jede Wissenschaft ist die Medizin ständigen Entwicklungen unterworfen. Forschung und klinische Erfahrung erweitern unsere Erkenntnisse. Ganz besonders gilt das für die Behandlung und die medikamentöse Therapie. Bei allen in diesem Werk erwähnten Dosierungen oder Applikationen, bei Rezepten und Übungsanleitungen, bei Empfehlungen und Tipps dürfen Sie darauf vertrauen: Autoren, Herausgeber und Verlag haben große Sorgfalt darauf verwandt, dass diese Angaben dem Wissensstand bei Fertigstellung des Werkes entsprechen. Rezepte werden gekocht und ausprobiert. Übungen und Übungsreihen haben sich in der Praxis erfolgreich bewährt.

Eine Garantie kann jedoch nicht übernommen werden. Eine Haftung des Autors, des Verlags oder seiner Beauftragten für Personen-, Sach- oder Vermögensschäden ist ausgeschlossen.

Geschützte Warennamen (Warenzeichen®) werden nicht immer besonders kenntlich gemacht. Aus dem Fehlen eines solchen Hinweises kann also nicht geschlossen werden, dass es sich um einen freien Warennamen handelt.

Wo datenschutzrechtlich erforderlich, wurden die Namen und weitere Daten von Personen redaktionell verändert (Tarnnamen). Dies ist grundsätzlich der Fall bei Patienten, ihren Angehörigen und Freunden, z.T. auch bei weiteren Personen, die z.B. in die Behandlung von Patienten eingebunden sind.

TRIAS, einer der führenden Ratgeberverlage im Bereich Gesundheit, gehört zur Thieme Gruppe, marktführender Anbieter medizinischer Fachinformationen und Services. Anspruch der Thieme Gruppe ist es, den im Gesundheitswesen tätigen Berufsgruppen sowie allen an Gesundheit Interessierten genau die Informationen und Angebote bereitzustellen, die sie in einer bestimmten Arbeitssituation oder Lebensphase benötigen. Durch die hohe Qualität und zielgruppenspezifische Relevanz der angebotenen Leistungen bereitet Thieme den Weg für eine bessere Medizin und mehr Gesundheit im Leben.

Thieme